プロブレム Q&A

「たばこ病」読本

[禁煙・分煙のすすめ]

■

渡辺文学・著

緑風出版

プロブレム Q&A

目次

プロブレム
Q&A

Q1 たばこの有害性は本当ですか？
たばこが、数多くの病気や早死の原因と言われていますが本当ですか？　ＷＨＯや先進国のこの問題についての取り組みは、どのような内容ですか？ 12

Q2 たばこを吸うとがんになるのですか？
たばこは「史上最大の発がん物質」であり、特に肺がんの確率が高いとも聞きました。吸わない人と比べて、リスクはどの程度の差があるのですか？ 14

Q3 たばこは血圧と関係があるのですか？
たばこを吸えば血圧が上がり、心拍数も増えると聞きました。確かに心臓がドキドキした経験があります。たばこのどんな物質がそうさせるのでしょうか？ 18

Q4 たばこは、心臓病と関係が深いのですか？
欧米先進国では、たばこが原因の心臓病で死者がかなり増えているという医学記事を見ました。日本では、どんな状況となっているのですか？ 20

Q5 たばこが栄養を破壊するって本当ですか？
たばこを吸えば、せっかく取り入れた栄養素を破壊してしまい、いわば「逆栄養」の状態となってしまうそうですが、なぜそうなるのでしょうか？ 22

Q6 たばこの煙には発がん物質が含まれているのですか？
たばこの煙の中には、たくさんの発がん物質が含まれていると専門家が指摘していました。含まれている発がん物質にはどんなものがあるのですか？ 25

Q7 たばこは目にも悪いのですか？
たしかに、たばこの煙が充満している部屋や自動車の中でたばこを吸われると目がショボショボしてきますが、視神経にも悪影響を及ぼすのでしょうか？ 29

Q8 歯にもたばこは悪いのですか？
たばこをたくさん吸っている人は、歯が黒ずんでいますね。口は、最初に煙が入っていく場所ですから、何かいろいろな支障があると思うのですが。 31

Q9 たばこを吸うと息が切れるのはどうしてですか？
たばこを吸うと、心臓がドキドキしてきたり、吸ってすぐに走り出したりしたら、息が苦しくなって長くは走れませんが、なぜでしょうか？ — 33

Q10 たばこを吸っていると寿命が短くなるって本当ですか？
たばこを吸っていても、かなり長生きしている人を見かけますが、なぜでしょうか？　内外の医学的なデータではどのような報告があるのですか？ — 35

Q11 軽いたばこなら害が少ないの？
最近、「低ニコチン」「低タール」のたばこが、害が少ないといわんばかりの宣伝が行なわれ、売れているようです。本当のところはどうなんですか？ — 38

Q12 たばこは何本から吸いすぎ？
日本のたばこのパッケージや週刊誌の広告には「……吸いすぎに注意しましょう」と書かれていますが、いったい何本から「吸いすぎ」なのですか？ — 42

Q13 女性への影響が大きいのはどうしてですか？
最近、若い女性の喫煙シーンがとても目立つようになりました。同じたばこなのに、男性と女性では、喫煙の危険性が異なっているのでしょうか？ — 45

Q14 なぜ二十歳までたばこを吸ってはいけないのですか？
「未成年者喫煙禁止法」という法律があるのはなぜですか？　たばこを吸い出す年令によって、喫煙の危険性が異なってくるのでしょうか？ — 47

Q15 たばこを吸うと痩せるって本当ですか？
「たばこは肥満防止に効果がある」と言って吸っている人がいますが、本当ですか？　でも、かなり太った人で吸っている人もよく見かけますが……。 — 49

Q16 たばこはどうしてやめにくいのですか？
作家マーク・トウェインがふざけ半分で言った「禁煙なんて簡単。私はもう何百回も禁煙した」という言葉がよく引用されますが、禁煙はそんなに困難ですか？ — 51

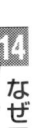

プロブレム Q&A

Q17 自動車の排気ガスとたばこはどちらが危険？
都市の大気汚染の大きな原因は自動車の排気ガスであると報道されていますが、排気ガスとたばこの煙を同じレベルで扱ってもいいのでしょうか？ …… 53

Q18 たばこは周りの人にも危険なの？
たばこの煙は、喫煙者の目や鼻、ノドを刺激する行為ですが、それだけでなく吸わない人にとっても危険と聞きました？ 具体的にどう危険なのですか？ …… 55

Q19 副流煙とはなんですか？
受動喫煙の有害性が報道されるとき、必ずこの「副流煙」という言葉が出てきますが、その有害性についてどのような報告があるのですか？ …… 57

Q20 たばこの煙にはどんな物質が含まれているのですか？
銘柄によって、立ち上る煙の臭いが、だいぶ異なっていますが、どうしてでしょうか？ また、発がん物質はどのようなものがあるのでしょうか？ …… 59

Q21 近くにいるとなぜけむいのですか？
喫煙している人の側にいると、目がチカチカしたり、鼻が痛くなることがあります。また喫茶店でも、頭が痛くなるときもありますが、どうしてですか？ …… 62

Q22 無煙たばこなら害は少ないのですか？
以前、大リーグの野球選手が、頬を膨らませてプレーしていたのを見たことがありますが、それが「無煙たばこ」だったのでしょうか？？ …… 64

Q23 妊娠中の喫煙は赤ちゃんに影響が出るのですか？
妊娠中の女性が、公園のベンチや駅のホーム、病院の喫煙室などでたばこを吸っているところをよく見ますが、胎児に悪い影響はないのでしょうか？ …… 66

Q24 子供のぜんそくもたばこに関係あるの？
子供と手をつないだ父親がたばこを吸っている姿や、母親が幼児の側で吸っているケースもよく見かけますが、子供に影響はないのですか？ …… 68

Q25 たばこを食べて赤ちゃんが死んだ!?
新聞やテレビのニュースで、赤ちゃんや幼児の誤飲、誤食がたびたび報じられていますが、被害はどのような状況となっているのでしょうか? …… 70

Q26 たばこが火災の原因になっている?
以前、東京・赤坂のホテルで大きな火事があり、多数の死者が出ましたね。たばこの火の不始末による年間の火災件数・死者はどのくらいあるのですか? …… 72

Q27 たばこは「個人の趣味・嗜好」といわれてますが……
多くの人が、やめたいと思いながら吸っていると聞きました。そうすると「趣味」や「嗜好」というのは適切な表現ではないような気がするのですが……。 …… 74

Q28 若者の方が喫煙率が高いのですか?
最近、駅のホームやゲーム・センター、公園などで、中・高校生が喫煙している姿をよく見かけますが、いったいどのような状況となっているのでしょうか? …… 76

Q29 世界各国の喫煙率はどの位ですか?
日本は、先進国の喫煙率と比べてどんな状況となっていますか? 発展途上国と比べてみてどうですか? また、女性の喫煙はどうなっていますか? …… 79

Q30 ＷＨＯでは、たばこに対する基準がないのですか?
マスコミでたばこの問題が報道されるときに、ＷＨＯの方針や決議・勧告が話題になりますが、日本はそれをどの程度重要視しているのでしょうか? …… 81

Q31 たばこの消費量はどうなっていますか?
世界各国がたばこの消費にブレーキをかけていますが、たばこの量は、年間どのくらいの本数が消費されているのでしょうか? …… 84

Q32 有害なたばこの販売を、なぜ国が許可しているのか?
「百害あって一利なし」と言われているたばこなら、いっそのこと製造・販売の禁止に踏み切ればよいのでは、と思うのですが……。 …… 86

プロブレム
Q&A

Q33 たばこの値段はなぜ安いのですか？

先進諸国と比べ、日本のたばこの値段はかなり安いと言われています。未成年の喫煙を防ぐためにも、価格をもっと高くしてもよいのではないでしょうか？

89

Q34 医学団体はどのような方針を示しているのですか？

外国の医学団体は、たばこの規制対策に熱心に取り組んでいるようですが、日本医師会や日本対ガン協会などはどのような姿勢なのですか？

92

Q35 外国ではたばこCMはどうなっているの？

日本では九八年四月から、テレビのたばこ銘柄広告はなくなりましたが、週刊誌や電車の中吊り広告が激増しています。外国はどうなっていますか？

94

Q36 日本のたばこは海外でも販売されているの？

ＪＴは、国内のたばこ販売が頭打ちの状態であることから、海外への売り込みに懸命と聞きました。具体的には、どうなっているのでしょうか？

97

Q37 国内で外国たばこが多いと思いますが……

ビルの看板、電車の中吊り、週刊誌の広告、自動販売機など、アメリカのたばこがとても目立ちます。シェアは現在、どのくらいになっているのですか？

101

Q38 公共機関での喫煙対策はどうなっていますか？

公共の場や交通機関、職場など、大幅に遅れていた日本でも、かなり喫煙規制対策が進んできたように思いますが、具体的に教えていただけませんか？

103

Q39 学校でたばこ問題を教えていますか？

喫煙防止教育の理念はどのようなものですか？　また、文部省や教育委員会は学校にどのような方針を示しているのですか？

111

Q40 学校の先生や医師もたばこを吸っていますよね？

教師や医師がたばこを吸っていては、禁煙教育を熱心にできるはずがないとされていますが、日本の教師、医師の喫煙率はどうなっているのでしょうか？

113

Q41 **子供がたばこを吸うと誰が罰せられる？**

「未成年者はたばこを吸ってはいけない」という法律があるようですが、吸っている本人はどう罰せられるのですか。法律の詳しい中身を教えて下さい。

116

Q42 **たばこの自動販売機には問題がないのですか？**

お酒の自動販売機は撤去されつつありますが、たばこはまだのようです。WHOや海外各国では、たばこの自販機を認めているのですか？

120

Q43 **国会ではたばこの有害性を取り上げているのですか？**

国会の中で喫煙問題があまり取り上げられていないようです。広告や自販機の規制、禁煙教育や分煙の推進など、真剣に議論して欲しいと思うのですが……。

122

Q44 **たばこが危険とわかったのはいつ頃からですか？**

昔から、たばこの有害性は多くの人が指摘していたと思いますが、科学的な追及が始まったのはいつごろですか。欧米先進国はどうだったのでしょうか？

124

Q45 **禁煙運動の先進国はどこですか？**

たばこの有害性に取り組み、政府が先頭に立って国民に禁煙・嫌煙の思想を広め、さらに広告や宣伝、自動販売機を厳しく規制している国はどこですか？

127

Q46 **「分煙」って何ですか？**

「分煙」という考え方は、かなりソフトな表現のように思えます。吸える場所と吸えない場所を分けることが、そんなに重要なことなのですか？

130

Q47 **日本の嫌煙権運動のスタートは？**

たばこの煙に悩まされている人々が、交通機関や公共の場、職場の煙害に対して声を上げ、社会運動として取り組みを開始したのはいつごろですか？

133

Q48 **「たばこ病訴訟」って何ですか**
「たばこ病」という病名は、普段あまり聞かない言葉です。具体的には、どんな病気で、どんな内容の裁判なのか教えて下さい。
136

プロブレムQ&A

Q49 国が認めているたばこの販売を規制するの？
たばこは、いつでもどこでも手軽に入手できる商品として定着しているのに、これを厳しく規制していくとすれば、相当な抵抗が起こると思いますが……。 140

Q50 なぜ今禁煙が必要なのですか？
先進国では、国や医学団体が懸命にたばこを吸わないライフスタイルを選択するよう取り組んでいますね。「禁煙」はそんなに重要なことなのでしょうか？ 142

Q51 どうすれば禁煙できるの？
たばこを吸い出して一定の年数が経ってしまうと、なかなかやめられないようですが、禁煙を成功させるためには、何か秘訣があるのですか？ 146

Q52 禁煙のための教室やセミナーはありませんか？
たばこをやめるため、適切な指導を受けられる医療機関や施設があればいいと考えています。必要な情報などを教えて下さい。 148

Q53 禁煙パイプ、禁煙飴、禁煙茶、禁煙香などの効果はありますか？
新聞や週刊誌の広告で、いろいろな禁煙グッズが紹介されていますが、効き目はあるのでしょうか？ また、成功率などを教えて下さい。 151

Q54 「分煙」を進めるにはどうしたらよいのですか？
交通機関や公共の場の「分煙」はかなり進んできましたが、諸外国と比べるとまだまだ日本は遅れていると思います。どうすれば「分煙」が徹底しますか？ 153

【資料1】たばこと健康に関するWHO神戸国際会議『神戸宣言』（要旨）・156
【資料2】WHOとたばこ対策のための枠組み条約・159
【資料3】たばこに関する世界銀行の方針・161
日本の禁煙・嫌煙・分煙運動団体リスト・163
参考文献・164

Q1 たばこの有害性は本当ですか？

たばこが、数多くの病気や早死の原因と言われていますが本当ですか？ ＷＨＯや先進国のこの問題についての取り組みは、どのような内容ですか？

たばこは、数多くの病気や早死《はやじに》の原因です。ＷＨＯ（世界保健機関）では、たばこが原因となっている病気を「予防可能な最大の疫病《えきびょう》」と位置付けて、根本的な喫煙《きつえん》規制対策をうながしています。たばこの煙の中には、約四千種類もの化学物質が含まれています。その中で現在までに確認されている発がん物質・発がん促進物質《そくしんぶっしつ》が約二百種類あり、ニコチン、タール、ベンツピレン、ベンゼン、さらにはダイオキシンなど、人の健康や環境《かんきょう》に非常に悪影響《あくえいきょう》を与える物質がたくさん含まれています。

日本では、平山雄《ひらやまたけし》博士（予防がん学研究所所長／一九九五年没）が、一九六五年から全国二九カ所の保健所《ほけんじょ》を通じて、二六万人を越える四十代の方々の追跡調査《ついせきちょうさ》を開始しました。十六年間にわたる長期観察《ちょうきかんさつ》の結果、五万数千人の方々が、肺がんや肺気腫《はいきしゅ》、喉頭《こうとう》がん、心臓病、脳卒中《のうそつちゅう》その他の病気で死亡しましたが、その原因を調べてみますと、喫煙本数の多かった人、喫煙開始年齢《かいしねんれい》の早かった人が高い比率で亡くなっており、

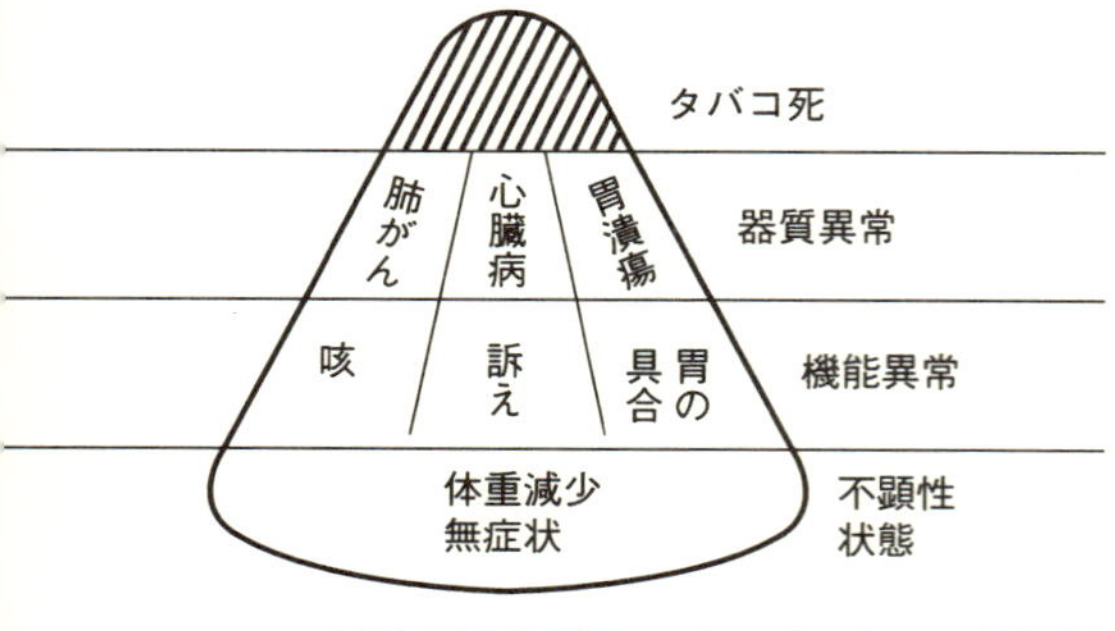

出所）平山雄著『タバコはこんなに害になる』（健友館）。

喫煙と早死が密接な関係を有することが明らかとなっています。

ＷＨＯでは、喫煙ががん死亡の三分の一および冠状動脈疾患《かんじょうどうみゃくしっかん》の二五パーセントを含み、たばこが原因となる死亡の総数が年間三五〇万人に達することを公表、加盟各国にキメ細《こま》かなたばこ規制対策を提言しています。

日本の厚生省も、一九八七年と一九九三年の二回にわたり、『喫煙と健康問題に関する報告書』（いわゆる『たばこ白書』）をまとめ、直接喫煙《ちょくせつきつえん》・受動《じゅどう》喫煙の健康被害について内外の調査・研究を詳しくまとめ、国として公的にたばこの有害性を認めています。また、二〇〇〇年三月には、多数の専門家によって『健康日本21』と題する報告書を策定。喫煙については、①未成年者の喫煙を二〇一〇年までにゼロとする、②公共の場、職場での「分煙《ぶんえん》」を徹底する、③喫煙率を半減させるなどの提言を行ないました。

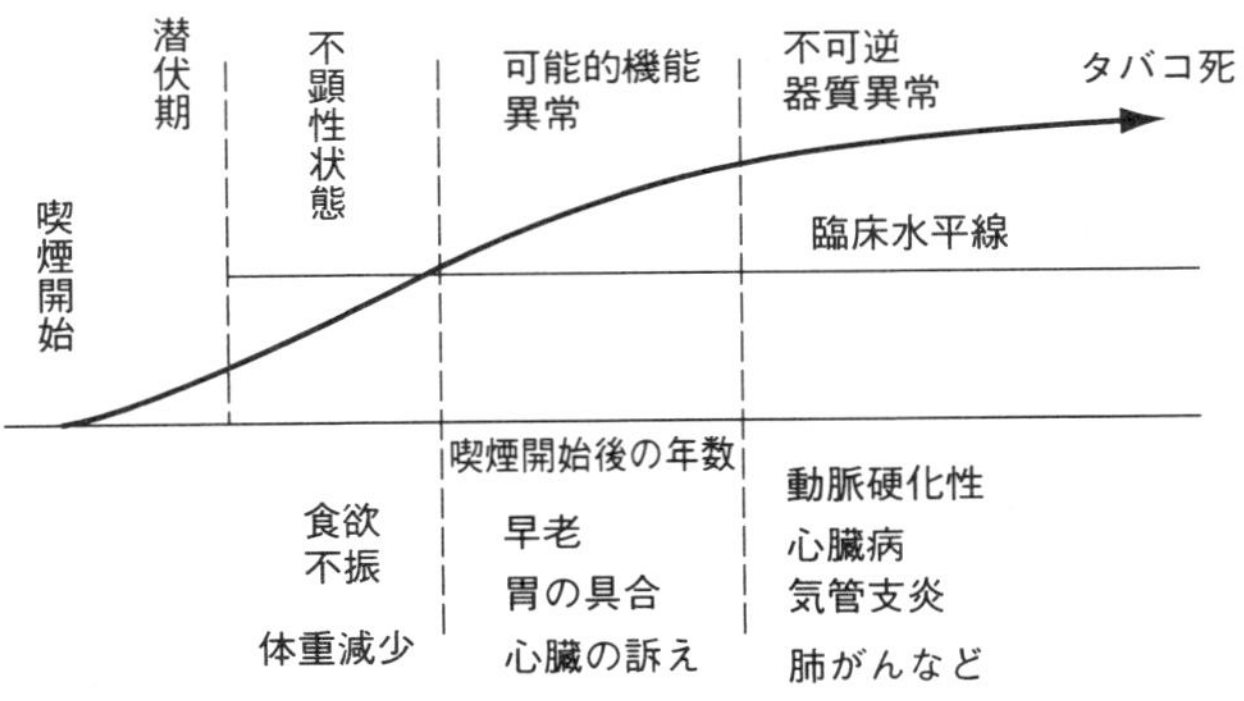

出所）同右。

Q2 たばこを吸うとがんになるのですか?

たばこは「史上最大の発がん物質」であり、特に肺がんの確率が高いとも聞きました。吸わない人と比べて、リスクはどの程度の差があるのですか?

たばこは「史上最大の発がん物質」と言われています。とくに喉頭《こうとう》がんと肺がんは密接《みっせつ》な関係を持っており、喫煙者の七割以上が罹《かか》ってしまうと言われています。その他多くのがんが、喫煙と関係しています。たばこの煙の中には、発がん物質（イニシエーター）と、発がん促進物質（プロモーター）が多数含まれており、喫煙する度に人の身体の中にがん細胞《さいぼう》を育てていることになります。とくに呼吸器系統《こきゅうきけいとう》のがん、喉頭がんや咽頭《いんとう》がん、肺がんは、喫煙者が死亡率、疾病率《しっぺいりつ》とも非常に高い数値を示しており、「たばこ病」（→Q5キーワード参照）の大きな原因となっています。俳優の松田優作氏が、膀胱《ぼうこう》がんで三十九歳という若さで死亡しましたが、その大きな原因もたばこでした。また作家の開高健氏が五十七歳で食道《しょくどう》がんで他界しましたが、食道がんも喫煙と密接な関係があり、その他胃《い》がん、膵臓《すいぞう》がん、大腸《だいちょう》がん、そして乳《にゅう》がんや子宮《しきゅう》がんなど女性特有のがんもあり、人のあらゆる器官、呼吸器《こきゅうき》、消化器《しょうかき》、泌尿器《ひにょうき》、

寄与危険度とは

たばこが「がん」の原因の何パーセントを占めているかという研究を予防がん学研究所長・平山雄博士が行っています。人の死因にはいろいろな「がん」があるわけですが、すべてのがんの約三分の一はたばこが原因であることを突き止めました。いわゆる寄与危険度の計算によってです。寄与危険度とは、たばこを吸わない人のがんによる死亡率と全体のがん死亡率の差を、全体のがん死亡率で割ることによって得られます。

つまり喫煙者が全体の数値の中に入っていることによる、死亡率の増し分の割

循環器《じゅんかんき》など、ほとんどすべてのがんに喫煙は作用しています。動物実験でたばこの煙を吸わせると、がん細胞ができることも分かっています。

一本のたばこに含まれる発がん物質はわずかでも、本数が増え、喫煙継続期間《けいぞくきかん》が長くなれば、その健康被害は加速度《かそくど》をつけて増大します。

長期間の喫煙が極めて危険であることはもちろんですが、さらに問題なのは若いときからの喫煙です。人間の身体が成熟《せいじゅく》するのは、二十歳ごろまでと言われており、それまでは発展途上の未完成《みかんせい》な身体です。未成熟の細胞はまだ弱く、他からの影響を受けやすいので、たばこの煙の中の毒性物質《どくせいぶっしつ》も侵入《しんにゅう》しやすく、がんの芽を早くから育ててしまう結果となります。

平山博士は「その一服、一服ごとにがん育つ」と、喫煙の危険性を指摘していましたが、逆に言えば、長年たばこを吸っていた人でも、禁煙すればその日から「発がん物質」と手を切るわけですから、どんどんがんの危険性が薄れていき、五年以上も経てば、かなりその危険度は減ってきます。

スモーカーの中には、「もう長い間吸ってきたので、いまさらやめても仕方がない」などと言う人もいますが、とんでもないことで、「禁煙」には〝遅すぎる〟ということはありません。

合なのです。もちろんこの計算法は、吸わない人はたばこと無関係だという前提ですから、受動喫煙の影響が明らかになってきた現在では、少し数字が低すぎる可能性があります。従って、がんに対しての喫煙の寄与度は、少なくとも三分の一以上、実際はおそらく五〇パーセント前後になるのではないかと、平山博士は推測しています。

すべてのガンを引き起こす

ガンの部位別死亡に及ぼす毎日喫煙の寄与危険度
―― 計画調査、1966〜1982、日本、男性 ――

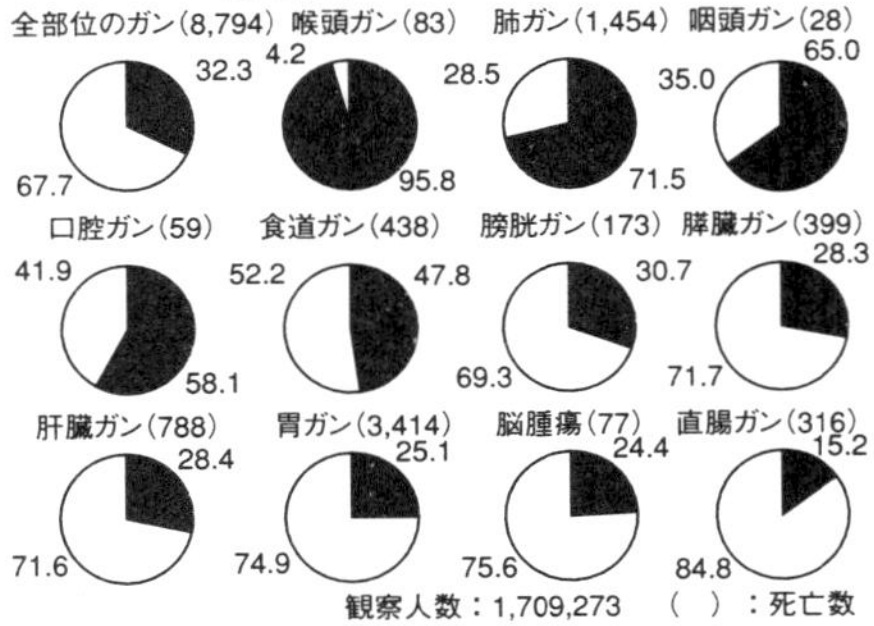

出所）平山雄『タバコはこんなに害になる』(健友館)。

●喫煙者はどのくらい危ないのか

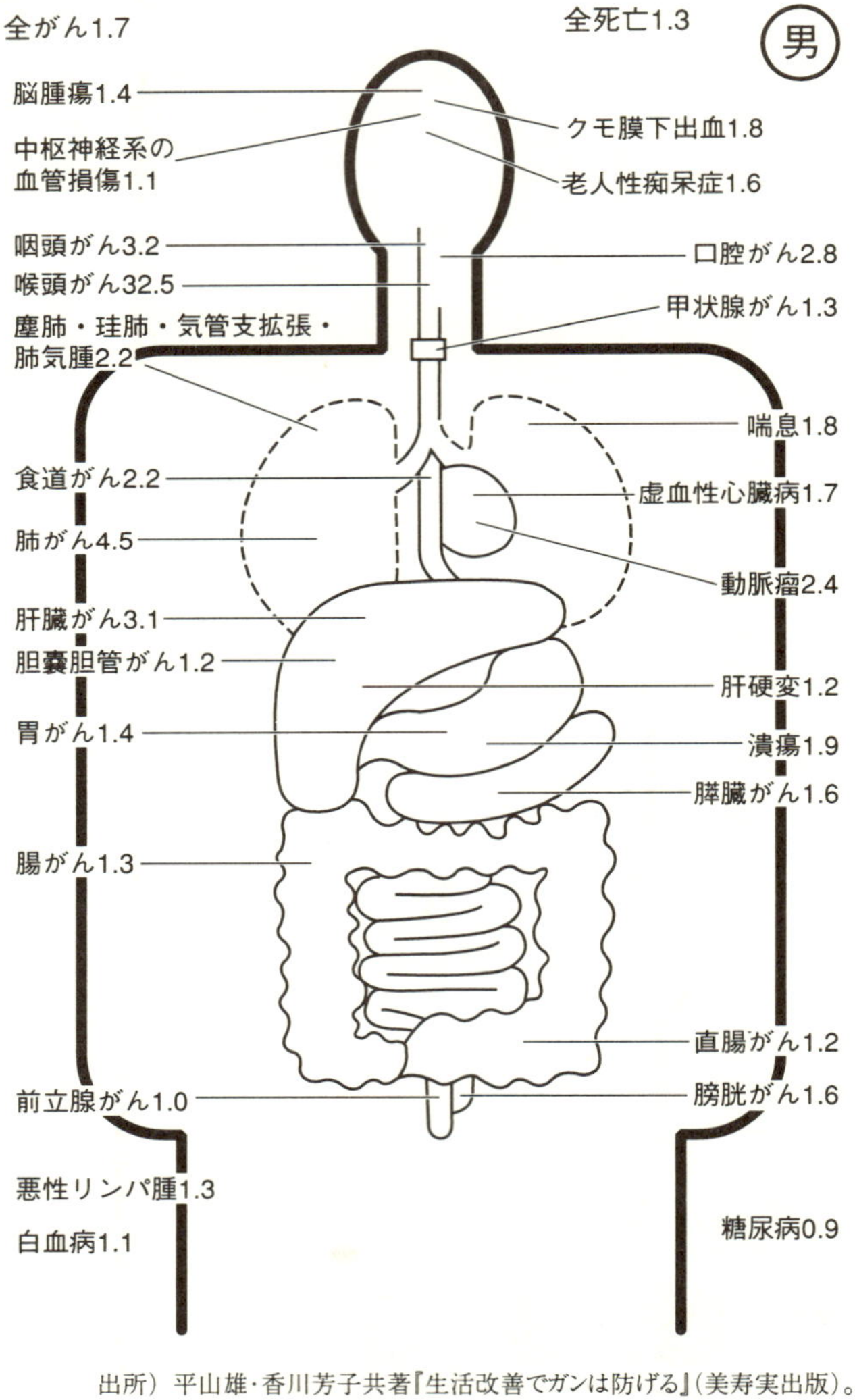

出所）平山雄・香川芳子共著『生活改善でガンは防げる』（美寿実出版）。

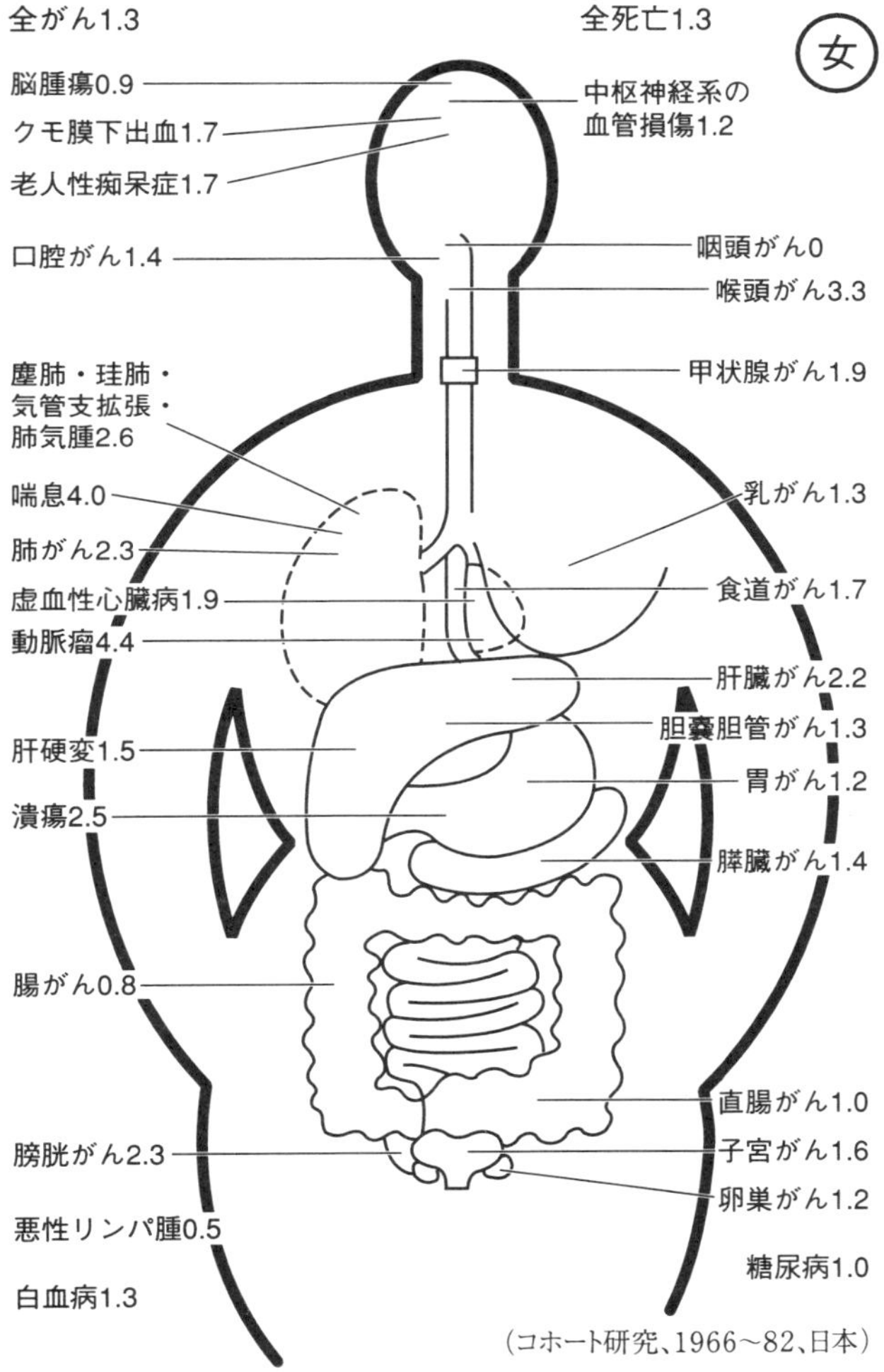

(コホート研究、1966~82、日本)

非喫煙者を1としたときの喫煙者の各部位がん、及び
その他の成人病の相対危険度を男女別に表示。

出所）同右。

Q3 たばこは血圧と関係があるのですか？

たばこを吸えば血圧が上がり、心拍数も増えると聞きました。確かに心臓がドキドキした経験があります。たばこのどんな物質がそうさせるのでしょうか？

たばこを吸えば、ニコチンの影響《えいきょう》で血圧が上り、心拍数《しんぱくすう》が増えて、皮膚《ひふ》の温度も下がってきます。心臓《しんぞう》に負担《ふたん》をかける喫煙は、むしろがんより恐ろしい場合があり、世界的に心臓疾患《しっかん》による早死が問題となっています。

初めてたばこを吸った時や、あるいは喫煙者でも一度にたくさんのたばこを短時間で吸った場合は、顔が青くなり心臓がドキドキしてきます。これはニコチンの急性《きゅうせい》毒性で、血圧《けつあつ》が上がり、心拍数《しんぱくすう》が増大するためです。

こんなに極端な例ではなくとも、健康な喫煙者で通常の吸い方でも、最高血圧《けつあつ》で一〇パーセント、最低血圧で一七パーセントも上がることが分かりました。同じ実験で、心臓の拍動数は四割も増えています。これらの実験は、国立公衆衛生院《こうしゅうえいせいいん》の浅野牧茂《あさのまきしげ》博士、大久保千代次《おおくぼちよじ》博士らによって科学的に証明されており、また諸外国の研究でも同様の結果が報告されています。

喫煙による心臓・血管の負担

喫煙者の血液中ニコチン濃度は一服ごとに上昇し、並行して心拍数も増加し始めています。血圧も同時に上昇します。特に手や足の指先の温度は、喫煙によって低下し、ニコチンの作用で心臓・血管への負担を増やしているのです。

ニコチンとは

タバコはナス科植物の一つで、その野生種は六〇種以上発見されています。喫煙は乾燥させたタバコの葉を燃やして、その煙を吸入する行為です。煙を分析す毎日たばこを吸っている人は一日に何回も喫煙を繰り返すわけですから、そのような喫煙者のヘモグロビン量と血圧とは、脳血栓《のうけっせん》の危険と密接な関係があります。脳血栓は、動脈硬化《どうみゃくこうか》が原因となって脳《のう》の動脈が塞《ふさ》がる病気であり、高血圧が背景となっているもので、半身不随《はんしんふずい》になったりする治りにくい成人病《せいじんびょう》の一つです。

最近の研究では、細い毛細血管《もうさいけっかん》でも赤血球《せっけっきゅう》が形を自由に変えて楽々と通り抜ける能力が、喫煙によって下がる作用をすることがわかってきました。この赤血球の自由自在に形を変えられる性質を、「変形能《へんけいのう》」と呼んでいますが、急性の影響として、たった二本の喫煙でも明らかに変形能の低下が起こるばかりでなく、常習喫煙者《じょうしゅうきつえんしゃ》の一日の喫煙量と逆行して変形能が小さくなっています。

この喫煙による赤血球変形能の低下は、赤血球が毛細血管の中を流れにくくなっているため、酸素《さんそ》の供給を悪くして血管の内皮《ないひ》を傷つけ、ひいては動脈硬化や動脈壁肥《どうみゃくへきひ》厚《こう》を引き起こすこととなり、末梢血管《まっしょうけっかん》の閉塞性《へいそくせい》病状の原因ともなってしまいます。

最近、心臓病による死亡者が増え、日本でもがんに次いで第二位となっています。とくに低ニコチン、低タールのたばこは、一酸化炭素《いっさんかたんそ》（CO）を多量に取り込み、心臓の負担を大幅に増やしています。

喫煙は、狭心症《きょうしんしょう》や心筋硬塞《しんきんこうそく》、心不全《しんふぜん》などの重大な危険因子《きけんいんし》です。

アメリカでの死因の第一位は心臓疾患《しっかん》です。そして日本でも、がんに次いで第二位の死因《しいん》となってきました。

ると、蒸気の相と粒子の相に分かれます。この粒子相成分に、たばこ特有のニコチンが含まれています。喫煙の理由はいろいろあります。しかし、たばこにニコチンが含まれていなければ人はたばこを吸いません。「ニコチンが有害ならレタスの葉にしたらどうか」ということが真面目に検討され試みられましたが、見向きもされませんでした。結局、たばこ依存はニコチン依存といえるのです。

普通一本のたばこには一〇ミリグラムほどニコチンが含まれています。喫煙すると、一ないし二ミリグラムのニコチンが肺へと達します。このニコチンは、速やかに吸収され血液によって体内をまわり、脳に達するのに十秒とかかりません。

たばこを吸うとニコチンが副腎髄質からアドレナリンやノルアドレナリンなどのカテコールアミンの分泌を促進するほか、中枢系でも交感神経系機能を高めることがわかっています。喫煙が蔓延したのは、この方法が手軽で、効果を高め自由に調節できるからと考えられます。

Q4 たばこは、心臓病と関係が深いのですか？

欧米先進国では、たばこが原因の心臓病で死者がかなり増えているという医学記事を見ました。日本では、どんな状況となっているのですか？

たばこの主な成分であるニコチンは、直接、心臓や血管に悪影響を与え、心筋梗塞《しんきんこうそく》や狭心症の大きな原因となっています。

平山雄博士が行なった長期大量の人々の追跡調査《ついせきちょうさ》では、男性は動脈硬化性心臓病死《どうみゃくこうかせいしんぞうびょうし》亡《ぼう》の危険性は、非喫煙者を一とすると一日に一九本までの喫煙では一・五三倍、二〇～二九本で一・七〇倍、三〇本以上で二・一二倍と喫煙本数に比例して高くなっており、危険率が高くなっています。

最近「突然死《とつぜんし》」が増えており、大きな社会問題となっていますが、その下地《したじ》となっているのは動脈硬化です。この動脈硬化と密接な関係を持っているのが高血圧、高脂《こうし》血症《けっしょう》、喫煙の三大危険因子です。これは国立公衆衛生院の実験で確かめられており、高脂血症と喫煙が重なると、動脈硬化が相乗的《そうじょうてき》に促進《そくしん》されることがわかってきました。

最近、低ニコチン、低タールのたばこならばいいだろうということで「マイルド」

心臓への害

たばこがなぜ心臓に悪いのか、大ざっぱにいって二つの因子が考えられます。

一つはニコチンの害です。ニコチンが体に入ると、カテコラミンというホルモンが多く分泌され、このホルモンにより交感神経が刺激されます。その結果血管が収縮、血圧が上昇し、心臓は余分に拍動することになります。

もう一つの一酸化炭素は、血液中の酸素の運び屋であるヘモグロビンと強く結合し、酸素が組織に運ばれていくのを妨害し、全身的な酸素不足が起こります。

特に心臓のポンプ作用の原動力である

や「ライト」のフィルター付きたばこが、あたかも健康に良いというようなイメージで、盛んに宣伝されていますが、一酸化炭素《いっさんかたんそ》や窒素酸化物《ちっそさんかぶつ》などを多量に取り込む結果となっており、逆に危険性が高くなるという研究結果も報告されています。とくに一酸化炭素は、酸素に比べて血液中のヘモグロビンと二百倍以上もの強い結合力でくっついてしまいます。従って、赤血球の中のヘモグロビンが酸素を運ぶ機能《きのう》は大幅に下がってしまい、喫煙を続けていると、血管の内側の壁が痛んで血液中の脂質《ししつ》が浸みこみやすくなり、動脈硬化の原因となってくるのです。

たばこは狭心症や心筋梗塞、心不全《しんふぜん》などの重要な危険因子であり、たとえ「低ニコチン」「低タール」のたばこでも、吸わないことがベストなのです。

心筋は、酸素不足に非常に弱く、これが心臓発作の直接の引き金になります。

低ニコチン・低タールとは

八〇年代から、世界中のたばこは「低ニコチン・低タール」のいわゆる軽いたばこが主流となっています。フィルターをつけ、銘柄によっていろいろな添加物を加えて、口当たりの良いたばこを大量生産しているのが、多国籍たばこ会社の戦略となっています。

しかし、多くの喫煙者が、例えばこれまで一箱だったのが、逆に低ニコチン・低タールのたばこによって、本数が多くなってしまった、などという言葉をよく耳にするようになりました。

最近のJTやアメリカのたばこは、盛んに「マイルド」「ライト」を強調し、軽いたばこがあたかも健康に良いというような宣伝合戦を展開していますが、この路線は、正に犯罪的としか言い様がありません。

Q5 たばこが栄養を破壊するって本当ですか？

たばこを吸えば、せっかく取り入れた栄養素を破壊してしまい、いわば「逆栄養」の状態となってしまうそうですが、なぜそうなるのでしょうか？

「喫煙」はせっかく取り入れた栄養素を破壊してしまい、いわば「逆栄養《ぎゃくえいよう》」の行為となっています。

私たちは健康を維持《いじ》するために、多くの食物から栄養を採っていますが、それが喫煙によって破壊《はかい》されてしまいます。栄養という言葉からすぐに私たちは「ビタミン」を連想《れんそう》します。現在わかっているビタミンは二十数種類で、ヒトの健康について何かにつけて話題となり、多くのビタミン剤も市販《しはん》されています。ヒトの身体を形成し維持していくためのエネルギー源は、三大栄養素《さんだいえいようそ》といわれるたんぱく質、脂質、糖類《とうるい》です。これらの栄養素は食事として、かなりの量を食べなければなりません。

ただし、この三大栄養素だけを摂取《せっしゅ》していればヒトが健康《けんこう》でいられるわけではなく、水分、カルシウム、鉄分などの無機質《むきしつ》や塩分、そして各種ビタミンがバランスよく摂取されなければなりません。ビタミンは、摂取した栄養素が身体の中にエネルギーと

緑黄色野菜

カロチンがたっぷり含まれている野菜をいいます。にんじん、小松菜、ほうれん草、かぼちゃなどが緑黄色野菜のベスト食品です。この他、パセリ、しゅんぎく、にら、大根の葉、あさつきなどもカロチンがたくさん含まれています。

平山雄博士は、たとえ喫煙者でも、この緑黄色野菜をたくさん食べていれば、たばこの害を減らすことができると言っていましたが、もちろん禁煙がベストであることは言うまでもありません。

して取り入れられるために、補助的《ほじょてき》な大事な役割を果たしています。
たとえば、ビタミンAとビタミンCは、緑黄色野菜《りょくおうしょくやさい》にたっぷりと含まれていることがわかっていますし、にんじんなどに含まれているカロチンは、身体の中でビタミンAに変化し、がんの予防に大きな効力を持っているので、ビタミン剤からとるよりも賢明《けんめい》です。緑黄色野菜をバランスよく食べることが、胃がんや肺《はい》がんの危険性を減らし健康《けんこう》維持にとても良いということが判明してきました。

ところが、喫煙は多くのビタミンを壊してしまうのです。たとえば、ビタミンAが不足すると、暗いところで視力《しりょく》が落ちる夜盲症《やもうしょう》（いわゆる鳥目）や視力障害《しりょくしょうがい》が起こります。また皮膚《ひふ》がカサカサとなったり、さらに呼吸器《こきゅうき》、消化器《しょうかき》、泌尿器《ひにょうき》の粘膜《ねんまく》にも変化が現われ、風邪《かぜ》に対する抵抗力《ていこうりょく》も弱くなります。これは、ビタミンCでも同じで、一本のたばこで二五ミリグラムを消費するといわれます。私たちの一日のビタミンC必要量は五〇ミリグラムですので、たった二本で飛んでしまいます。

ビタミンAやCが不足すると、風邪をひきやすくなりますが、喫煙が大きな原因です。また、「たばこ弱視《じゃくし》」（→Q7）という病気も、たばこの煙《けむり》の中のシアン化水素がビタミンB12を消費することから起こるものです。残念ながら日本では、料理教室の先生や、健康・栄養を論じている学者、評論家が、喫煙の問題をほとんど視野《しや》に入れていません。「たばこは逆栄養《ぎゃくえいよう》」ということを、一人でも多くの人に知っていただき、たばこを吸わない選択《せんたく》をして欲しいと願っています。

「たばこ病」とは

日本は今、先進国の中で最も多くのたばこを消費し、男性喫煙率が五〇％を越えている〝喫煙天国〟です。

一方、結核を始めとする感染症が大幅に減っており、成人病（生活習慣病）の研究も進んでいる現在、なぜか病人の数はひたすら増え続けています。このため医療費は増加の一途をたどり、健康保険は赤字を累積して、国の財政は破産の方向を向いています。

この医療費増加の最大の原因は、たばこによる多くの疾病に対し、おざなりな対策しか講じていない政府、医学団体の姿勢にあると故平山雄先生は警鐘を鳴らし続けていました。

肺がん、肺気腫、喉頭がんを始めとするほとんどのがん、そして虚血性心疾患や心筋硬塞、動脈瘤、脳血管障害、消化器疾患、皮膚病、歯周病、泌尿器病など文字通り喫煙は全身病であり、さらに非喫煙者や胎児への受動喫煙の害などを総称して、平山雄博士が提唱したのが「た

禁煙と緑黄色野菜は最高の効果

緑黄色野菜摂取頻度別にみた喫煙者・非喫煙者別の肺がん死亡率。
禁煙＋緑黄色野菜毎日摂取で非喫煙者なみのがんリスクになる。

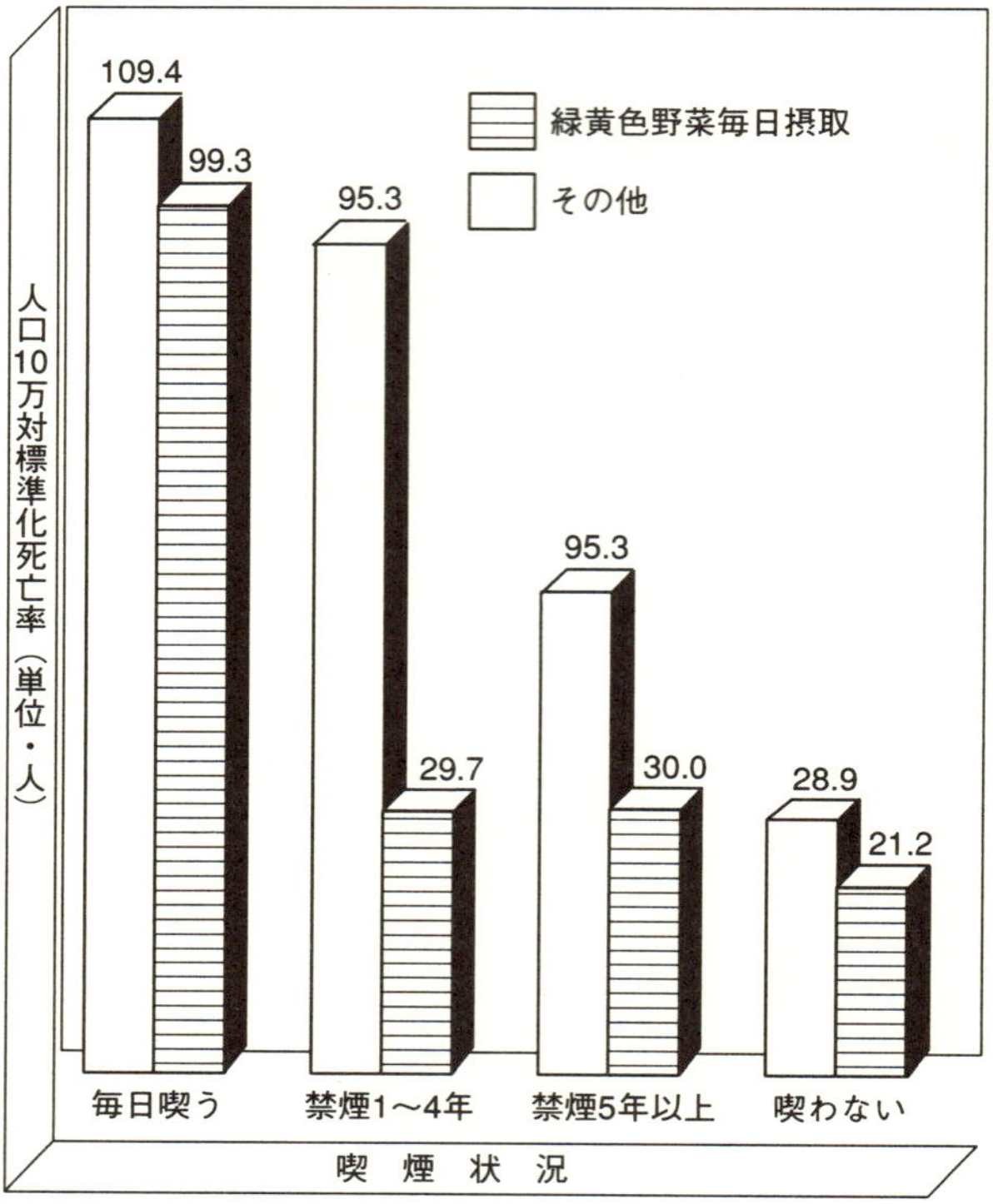

（計画調査　1966～81年）

出所）平山雄・香川芳子共著『生活改善でがんは防げる』（美寿実出版部）。

ばこ病」というネーミングです。

「たばこ病」をなくしていくためには政府、自治体、政党、医学団体、教育機関、企業、労働組合、報道機関、市民団体など、幅広い取り組みが必要ですが、まだまだ日本では、「たばこ問題」についての理解が薄く、根本的な解決には相当な時間がかかりそうです。

Q6

たばこの煙には発がん物質が含まれているのですか？

たばこの煙の中には、たくさんの発がん物質が含まれていると専門家が指摘していました。含まれている発がん物質にはどんなものがあるのですか？

たばこの煙の中には、確認されている発がん性物質が、約四〇種類含まれています。とくにそれはタールの中に多く含まれており、また、発がん促進物質も約一六〇種類ほど含まれていますから、これらが重なりあって、多くのがんを発生させています。タールの中には、ニコチンのほかにベンツピレン、ベンゼン、カドミウム、フェノールなど多数の発がん性物質が含まれています。発がん性物質は単独よりも複数で存在する時の方が作用が大きくなるため、発がん性を問題にする時には一括してタールとして取り扱うのが普通であり、たばこの有害性《ゆうがいせい》を指摘する場合は、ニコチン、タール、一酸化炭素がビッグスリーとして取り上げられています。動物実験《どうぶつじっけん》で、たばこの煙の中に発がん物質が含まれていることが、世界各国で確認されています。ラットやマウス、ハムスター、モルモット、ウサギ、イヌなどがその実験に使われていますが、たばこから採ったタールを皮膚に塗ったり、鼻腔《びくう》から煙を吸わせたりすることにより、

タールとは

タールは単一物質ではなく、たばこ煙中の粒子相物質の総称です。フィルターを茶色に染めるものであり、ヤニ取りパイプのなかにこげ茶色にたまるべっとりしたものです。

水分やニコチンをも含んだものとして白色や薄紫色のたばこ煙になっていますが、発がん性物質の代表といわれているベンツピレンをはじめ、六〇種類以上もの発がん性物質が含まれており、まさに発がん性物質のエキスといえます。

がんの発生が認められています。

　米グラハム博士らの実験では、ウサギの耳にたばこタールを週三回塗布《とふ》し続けて十二カ月目に皮膚がんの発生を見、その後増大を続けて約三年余で頭部《とうぶ》リンパ腺《せん》に転移する結果が出ています。

　ハムスターを使った実験では、とくに喉頭部に扁平上皮《へんぺいじょうひ》がんの発生が確認されています。ビーグル犬を用いた実験では、気管支《きかんし》に扁平上皮がんのできることを証明したアウエルバッハ博士やハモンド博士らの研究は有名で、ヒトの肺がんのモデルとして注目されています。

　要するに「喫煙」という行為は、煙の中の発がん物質を毎日、毎日身体の中に採り入れることであり、それが十年、二十年といった長い年月で、呼吸器、消化器、循環《じゅんかん》器、泌尿器などに作用し、がん細胞をせっせと育てています。

　もしたばこが、もっと早い年月でがんを発生させるならば、日本でもその規制対策《きせいたいさく》が厳しくなったはずです。しかし、喫煙が原因となっている病気や死亡の結果が出るまでに相当長い年月がかかることや、政府の取り組みの甘さ、巨大なたばこ産業の力によるマスコミの情報操作《じょうほうそうさ》などにより、本当のたばこの害がなかなか国民に知らされておらず、喫煙に甘い国情《こくじょう》を作り出しています。

　たばこは発がん物質であることはもちろん、実は青酸《せいさん》カリに匹敵するほどの猛毒物《もうどくぶつ》質《しつ》なのです。ニコチンの人間に対する致死量《ちしりょう》は、体重一キロあたり一ミリグラムです。

がん抑制遺伝子喫煙で異常進む
喫煙指導研究所で報告

　職場や病院などで禁煙指導に取り組む医療関係者らが効果的な対策を話し合う「第一回全国禁煙指導研究会」（厚生省など主催）が十四日、名古屋市で開かれ、富永祐民・愛知県がんセンター研究所長が「ｐ53というがん抑制遺伝子の異常化する率が、たばこを吸えば吸うほど高まる」と報告した。富永所長は「喫煙が多くのがんの原因であることは統計でも裏づけられている。喫煙は出産異常をはじめ、アルツハイマー病などの発病率も高め、非喫煙者に比べて寿命も二〜六年短くなる」と話した。

　大阪府立成人病センターの大島明・調査部長は「欧米諸国ではがん対策として禁煙を進めており、その効果が一九九〇年代に入って出てきた」と説明。「日本では肺がんの患者数が胃がんを抜くと予想されたのに、検診にだけ重点を置いてきた」と、禁煙対策の遅れを批判した。

（『産経新聞』九九年五月十五日付より）

200種類の有害物質

シガレット煙の粒子組成分に含まれる主要有害物質（新鮮たばこ煙）＊1

物　質　名	生物活性＊2	シガレット1本当たり収量	
		範囲：報告例	米国＊3シガレット
ベンゾ（a）ピレン	T1	8～50ng	20ng
5-メチルクリゼン	T1	0.5～20ng	0.6ng
ベンゾ（j）フッ化アンセン	T1	5-40ng	10ng
ベンツ（a）アントラセン	T1	5-80ng	40ng
その他の多環式芳香族　炭化水素（20種以上）	T1	?	?
ジベンツ（a, j）アクリジン	T1	3-10ng	8ng
ジベンツ（a, h）アクリジン	T1	?	?
ジベンツ（c, k）カルバゾール	T1	0.7ng	0.7ng
ピレン	CoC	50-200ng	150ng
フッ化アンセン	CoC	50-250ng	170ng
ベンゾ（g, h, i）ベリレン	CoC	10-60ng	30ng
その他の多環式芳香族　炭化水素（10種以上）	CoC	?	?
ナフタレン類	CoC	1-10 μg	6 μg
1-メチルインドール類	CoC	0.3-0.9 μg	0.8 μg
9-メチルカルバゾール類	CoC	0.005-0.2 μg	0.1 μg
その他の中性化合物	CoC	?	?
カテコール類	CoC	40-460 μg	270 μg
3および4メチルカテコール類	CoC	30-40 μg	32 μg
その他のカテコール類（4種以上）	CoC	?	?
未知のフェノール類および酸類	CoC	?	?
N'-ニトロソノルニコチン	C	100-250ng	250ng
その他の非揮発性ニトロサミン類	C	?	?
β-ナフチルアミン	BC	0-25ng	20ng
その他の芳香族アミン	BC	?	?
未知のニトロ化合物	BC	?	?
ポロニウム210	C	0.03-1.3 μg	?
ニッケル化合物	C	10-600ng	?
カドミウム化合物	C	9-70ng	?
砒素	C	1-25 μg	?
ニコチン	T	0.1-2.0 mg	1.5 mg
その他のたばこ・アルカロイド類	T	0.01-0.2 mg	0.1 mg
フェノール	CT	10-200 μg	85 μg
クレゾール類（3種）	CT	10-150 μg	70 μg

＊1は他に未確定物質あり。＊2、＊3については下表を参照。

シガレット煙の気相（ガス）成分に含まれる主要有害物質（新鮮たばこ煙）＊1

物　質　名	生物活性＊2	シガレット1本当たり収量	
		範囲：報告例	米国シガレット＊3
ジメチルニトロサミン	C	1-200ng	13ng
エチルメチルニトロサミン	C	0.1-10ng	1.8ng
ジエチルニトロサミン	C	0-10ng	1.5ng
ニトロピロジリン	C	2-42ng	11ng
その他のニトロサミン（4種）	C	0-20ng	?
ヒドラジン	C	24-43ng	32ng
ビニールクロライド	C	1-16ng	12ng
ウレタン	T1	10-35ng	30ng
ホルムアルデヒド	CT.CoC	20-90 μg	30 μg
シアン化水素	CT.T	30-200 μg	110 μg
アクロレイン	CT	25-140 μg	70 μg
アセトアルデヒド	CT	18-1,400 μg	800 μg
窒素酸化物（NOx）＊4	T	10-600 μg	350 μg
アンモニア	T?＊5	10-150 μg	60 μg
ピリジン	T?＊5	9-93 μg	10 μg
一酸化炭素	T	2-20 mg	17 mg

＊1：他に未確定物質あり。＊2：Cは発がん物質、BCは膀胱発がん物質、T1は腫瘍創始物質、CoCは発がん促進物質、CTは腺手細胞障害物質、Tは有害物質。＊3：1973～1976年に市販された85㎜サイズの両切りシガレット。＊4：95％以上がNOで残りはNO_2。＊5：米国シガレットではpH＜6.5なので無害、アンモニアおよびピリジンはプロトン化した形でしか存在していない。

（たばこ白書1993年）

五〇キロの人間では、五〇ミリグラムが致死量で、たばこ一本には約二〇ミリグラム程度のニコチンが含まれていますので、三本のたばこで人を死なせます。発がん商品、猛毒商品のたばこに対して、正しい情報提供《じょうほうていきょう》と法的規制《ほうてききせい》が急がれます。

米女優ブルック・シールズがたばこの害を訴えるIOCU（国際消費者機構）のポスター

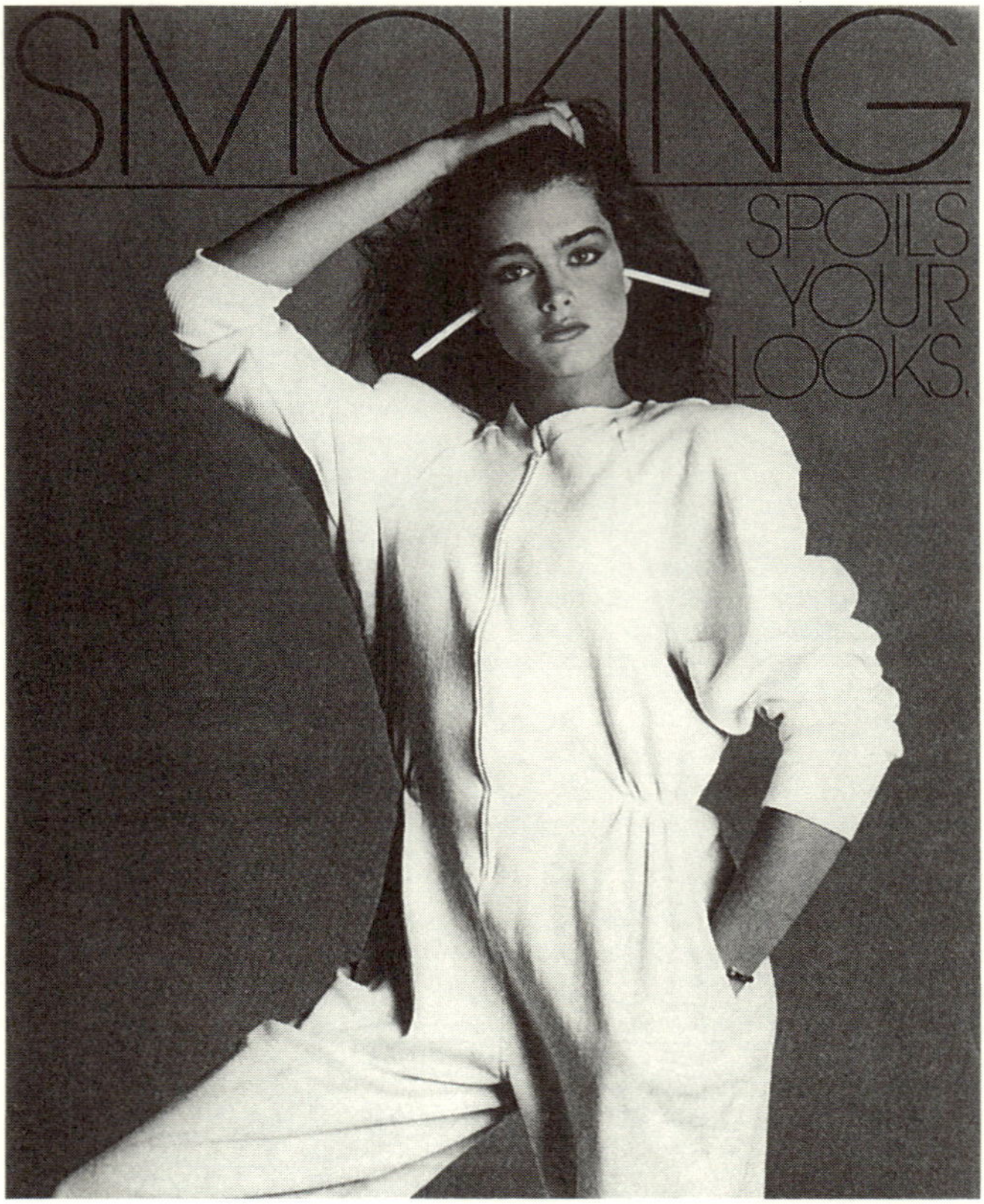

IOCU（国際消費者機構）"SMART Promotion"より

Q 7 たばこは目にも悪いのですか？

たしかに、たばこの煙が充満している部屋や自動車の中でたばこを吸われると目がショボショボしてきますが、視神経にも悪影響を及ぼすのでしょうか？

「逆栄養」（→Q5）の項でも説明しましたが、喫煙はビタミンB12を欠乏させ、「たばこ弱視《じゃくし》」の原因となっています。

　さらに、一九八九年に岡山大学医学部眼科《がんか》の教授らは、喫煙によって血液の流れが早くなり、酸素《さんそ》の供給が不十分になって、網膜《もうまく》の細胞と神経細胞《しんけいさいぼう》にダメージを与えることを、動物実験で突き止めました。網膜の視細胞《しさいぼう》や神経細胞は、血液から酸素などの栄養を受け取っていますが、血液が異常に速い状態になると、酸素が逃げてしまい、細胞に行き渡らなくなってしまいます。たばこを吸っている人は、この状態が日常的に起きており、細胞が死んでしまいます。

　岡山大学の松尾教授は、喫煙がお年寄りの失明《しつめい》原因の一つで、眼底《がんてい》に出血《しゅっけつ》を起こす老人性円板状黄斑変性症《ろうじんせいえんばんじょうおうはんへんせいしょう》という病気との関連を、五年がかりで調査してきました。この結果六十歳以上の男性患者八二人のうち七〇パーセントが喫煙しており、一日三〇

喫煙者に多い白内障
一日に二十本以上で二倍
米の医学誌に論文

【ワシントン二十五日＝小森義久】喫煙者は白内障にかかる比率が非喫煙者よりも二倍も高いという調査結果が二十五日、米国の医学雑誌の論文で明らかにされた。

　同日、公表された「米国医師会ジャーナル」誌掲載の論文は米国の医師約一万八千人を対象に実施された調査をもとに、これら医師のうち五百五十七の白内障のケースが発見されたが、一日にたばこ二十本以上を吸う喫煙者、あるいはか

本以上を四十年以上吸い続けている人は、治療後も眼底出血《がんていしゅっけつ》が続いたり、網膜剥離《もうまくはくり》が再発したりすることを突き止めました。たばこは視神経を犯し、目の栄養素を破壊しているのです。

もう一つは、副流煙《ふくりゅうえん》の問題です。たばこの先の煙から立ち昇る副流煙はアルカリ性で、pHが九もあり、アンモニアなどは主流煙と比べて五十倍も毒性が強く、目や鼻を刺激《しげき》しています。たばこの煙が充満《じゅうまん》している部屋にいると、目が痛くなり、のどがいがらっぽくなるのは、アンモニアなどのせいです。しかもその煙はニコチン、ホルムアルデヒト、アクロレインを多量に含んでおり、目の粘膜《ねんまく》を刺激します。そこで自衛策として、周囲の人は無意識に目をパチパチさせて、涙《なみだ》で洗い流そうとします。ですからまばたきの回数が多ければ多いほど、その人の不快指数《ふかいしすう》＝たばこの迷惑度は高いのです。

っての喫煙者と非喫煙者との間で白内障が発見された比はおよそ二対一だったという結果を報告している。同ジャーナルの同じ号には米国の看護婦約七万人を対象に実施された同様の追跡調査の結果も掲載された。

この調査論文によると、これら看護婦の間では合計四百九十三ケースの白内障の手術例が報告されたが、喫煙者（最近までの喫煙者を含む）と非喫煙者の比はやはり一・七対一で、喫煙者の間で白内障が出る確率がずっと高かった。

（『産経新聞』一九九二年八月二十六日付夕刊より）

Q8 歯にもたばこは悪いのですか?

たばこをたくさん吸っている人は、歯が黒ずんでいますね。口は、最初に煙が入っていく場所ですから、何かいろいろな支障があると思うのですが。

たばこを吸っている人は、歯茎が黒ずみ、また免疫機能を妨げるため歯周病を起こす細菌が増えやすいことがわかっています。

大阪大学歯学部の埴岡隆助教授は、ニコチンが歯茎の組織を傷つけ、修復を妨げる作用があると警告しています。喫煙者の歯周病は若い年齢で発症し進行が早く、いったん治療しても再び悪くなりやすいのが特徴と警告しています。

また出血の自覚症状が出にくく、発見が遅れる原因になることも指摘しており、さらに、歯と歯茎のすき間に生じる「歯周ポケット」に酸素が少なく、歯周病菌が繁殖しやすいこともわかりました。

この埴岡助教授の論文は『米国歯周病学会誌』にも取り上げられ、科学的な裏付けが初めて証明されたと、高い評価を得ています。

最近の疫学調査では、たばこを吸う人は吸わない人に比べ、歯周病になる危険性が

さまざまな危険因子と歯周組織の歯肉付着部の喪失のオッズ比
（ジェンコら1994）

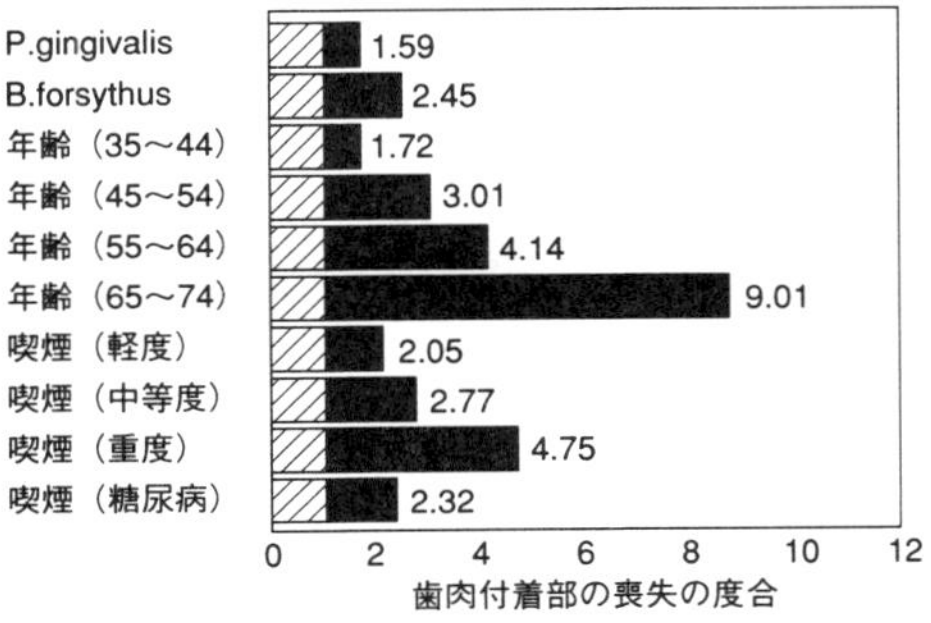

数倍高く、症状も喫煙者の方が早く治療しても再び悪化しやすいことが指摘されています。若いうちから虫歯や歯周病を防いで、口の中を清潔に保つことは年をとってからの生活の質を大きく作用します。

昭和大学歯学部の向井美恵教授によると、年をとり歯があちこち抜けた口では見るからにうまく噛めないだけではなく下あごをギュッと噛みしめられないため飲み込みがうまくできない状態になってしまうと語っています。食事が進まず、十分な栄養が取れないと、やがては全身状態の低下につながり肺炎などの原因にもなると指摘しています。

新潟市で熱心な活動を行っている歯科医の石井正敏氏は、『喫煙と歯周病』というパンフレットの中で、アメリカのジュンコらの研究を紹介しています。特に注目したい点は、喫煙の際立ったリスクの高さです。喫煙本数が多ければ多いほど、歯周病の悪化が著しいのです。いかに歯科医が一生懸命に治療を行って、患者がブラッシングに励んでも、たばこを吸い続けている患者の歯周病治療は、非常に困難と強く指摘しています。骨粗鬆症と喫煙について、平山雄博士は警告を発していましたが、歯周組織を深部で支えているのは、上顎骨と下顎骨ですので、たばこは絶対に避けるべきなのです。

今後、虫歯や歯周病と喫煙について、大きな社会問題、医療問題として見直していくことが重要課題となってきました。

さまざまな危険因子と歯槽骨喪失のオッズ比

（ジェンコら1995）

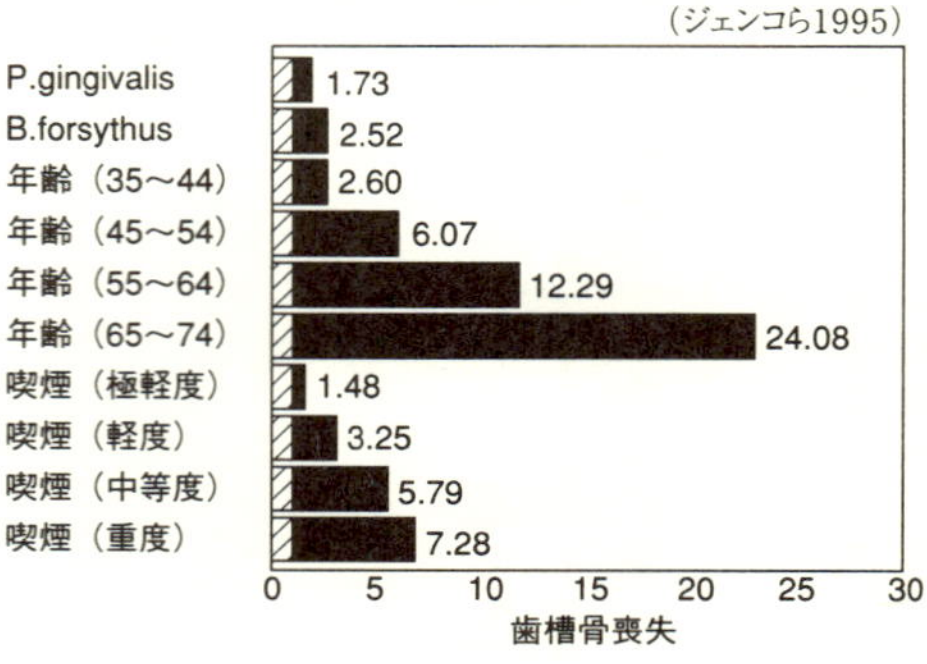

Q9 たばこを吸うと息が切れるのはどうしてですか？

たばこを吸うと、心臓がドキドキしてきたり、吸ってすぐに走り出したりしたら、息が苦しくなって長くは走れませんが、なぜでしょうか？

ニコチンは自律神経《じりつしんけい》を刺激し、心拍数《しんぱくすう》や血圧《けつあつ》に大きな変化をもたらします。たばこの煙を肺まで深く吸い込むと、とたんに心臓の働きが速くなります。吸わない前と比べて最大四〇パーセントも心拍数が増加してしまいます。

スポーツをする時には、体の細胞は二十倍もの酸素を必要とします。ところが喫煙者は肺や心臓の機能《きのう》が低下しているので、必要な酸素を筋肉《きんにく》に提供することができません。おまけに一酸化炭素は酸素とちがって、ひとたびヘモグロビンと結合するとなかなか離れない性質を持っています。喫煙者のヘモグロビンは、常に酸素を運ぶ能力を大幅に妨げており、海抜《かいばつ》二五〇〇メートル位のところにいるのと同じハンディを負っていることになります。激しいスポーツで、たばこを吸っている選手はすぐに息切れするのは当然で、回復《かいふく》も遅いのです。たばこを吸い続けている人は、いつもゴホンゴホンと空せきをしたり、たんを吐いたり、心臓に大きな負担をかけています。これ

たばこに甘い日本のプロ野球

日本のプロ野球の喫煙状況はどうか。マスコミの友人に聞いたところでは、現在の監督一二人のうち、少なくとも八名は喫煙者だそうだ。まったく吸わないのはわずか三、四人。そしてこの数字は、チーム全体にも当てはまる。

あるスポーツライターが、そっと教えてくれた。「試合中だって、カメラの届かないベンチ裏でこっそり煙をくゆらせる監督やコーチ、選手も少なくない。ベンチ裏にある灰皿は試合が終わるといつも吸殻であふれている。これはどこの球場でも同じことだ」

は気管支や肺などの呼吸器官《こきゅうきかん》や心臓の機能が、ニコチン、タール、一酸化炭素などの有害物質《ゆうがいぶっしつ》で冒されている証拠で、喫煙の年数や本数が多くなればなるほど、その症状はひどくなり、病気や早死の原因となっています。

元横綱千代《ちよ》の富士《ふじ》が一九九〇年初場所で、三二回目の優勝を成し遂げましたが、その時のインタビューで「禁煙したおかげでこんな大記録が達成できた」と語っていたのが印象的でした。現在の相撲界《すもうかい》では、あの小さな身体でよくこのような偉業《いぎょう》が達成されたと、つくづく関心させられますが、たばこと決別《けつべつ》したことで、肉体的《にくたいてき》だけではなく、精神的《せいしんてき》にも大きな自信がついたのでしょう。その反対に、大関の朝潮《あさしお》が、あの恵まれた身体を持っていながら早々と引退したのが象徴的《しょうちょうてき》でした。彼はヘビースモーカーだったのです。

一方、日本のプロ野球界では、たとえば、巨人の選手がバスで移動する際や衣服ロッカーでも喫煙するので、桑田真澄《くわたますみ》投手が禁煙・分煙を球団に申し入れて実現されたと報じられるほど、スモーカーがいっぱいいます。

アメリカでは、スポーツ選手でたばこを吸う人は、ほとんどおりません。一つは自分の身体のためですが、もう一つは大勢《おおぜい》の子供たちに、喫煙という悪習《あくしゅう》を覚えさせないために手本《てほん》を示していると言われています。アマ、プロを問わず、日本のスポーツ界でたばこを吸う人が多いのが残念です。

たばこは、健康を害するものという事実は、ほとんどのメジャーリーガーが認識しているし、たばこを一掃しようという運動も活発化している。

ひるがえって日本はどうだろうか。たばこの害や禁煙を訴える公共広告は存在しない。それどころか「スモーキング・クリーン」などという何とも不可解な広告（喫煙がクリーンなどということがあろうか⁉）が盛んに流されている。【マーティー・キーナード（米スポーツ評論家】

Q10 たばこを吸っていると寿命が短くなるって本当ですか？

たばこを吸っていても、かなり長生きしている人を見かけますが、なぜでしょうか？　内外の医学的なデータではどのような報告があるのですか？

この問題は、すでに多くの国、そしてＷＨＯでも結論が出ています。たばこは大幅に寿命《じゅみょう》を縮めます。

イギリス王立医師会《おうりついしかい》は、たばこ一本で五分三十秒寿命が縮まるというデータを発表しました。日本でこのニュースが伝えられたのは、一九七七年五月六日でした。実は、この日に私はたばこをやめたのです。

十九歳からたばこを吸っていた私は、ちょうどこの日、自動車の運転免許《うんてんめんきょ》が駐車違反《ちゅうしゃいはん》やスピード違反が重なり、〝免停《めんてい》〟となってしまいました。その頃環境問題《かんきょうもんだい》の仕事をしていた私は、車もたばこも「必要悪《ひつようあく》」というような言い訳をしながら運転と喫煙をしていたのですが、その言い訳がきかなくなってしまったのを機会《きかい》に、禁煙の決意を固めました。

四十歳を二カ月後に控え、「不惑《ふわく》」となることも動機《どうき》となりましたし、何よりも当

あなたの命はタバコのためにどれだけ短くなるか

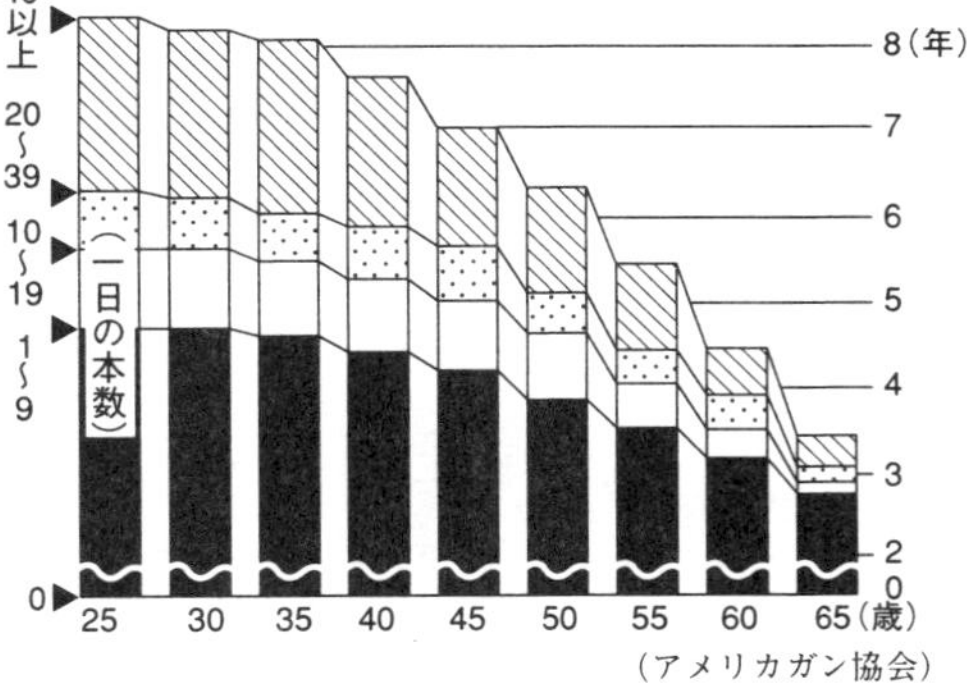

出所）渡辺文学著『これを知ったらもうタバコは吸えない』（光出版）。

各国の平均寿命と健康寿命

	ベスト10	歳	ワースト10	歳
平均寿命	1 日本	80.9	1 シエラレオネ	34.3
	2 オーストラリア	79.5	2 マラウイ	37.9
	3 スウェーデン	79.5	3 ザンビア	38.5
	4 スイス	79.3	4 ニジェール	38.9
	5 フランス	79.3	5 ボツナワ	39.4
	6 モナコ	79.1	6 ジンバブエ	40.5
	7 カナダ	79.1	7 ルワンダ	41.8
	8 アンドラ	78.8	8 ウガンダ	42.2
	9 イタリア	78.7	9 エチオピア	42.3
	10 スペイン	78.7	10 マリ	42.7
健康寿命	1 日本	74.5	1 シエラレオネ	25.9
	2 オーストラリア	73.2	2 ニジェール	29.1
	3 フランス	73.1	3 マラウイ	29.4
	4 スウェーデン	73.0	4 ザンビア	30.3
	5 スペイン	72.8	5 ボツナワ	32.3
	6 イタリア	72.7	6 ウガンダ	32.7
	7 ギリシャ	72.5	7 ルワンダ	32.8
	8 スイス	72.5	8 ジンバブエ	32.9
	9 モナコ	72.4	9 マリ	33.1
	10 アンドラ	72.3	10 エチオピア	33.5

出所）WHO

時一日にハイライトを三箱〜五箱という超ヘビースモーカーだった私は、英王立医師会のニュースを聞き、さっそく電卓で計算すると約十年も寿命が縮まることを知り、その日から禁煙に踏み切りました。もともと「やめられればやめたい」と思いながら吸っていた私にとって、この五月六日という日は、強力な「禁煙《きんえん》記念日」となりました。

日本の研究では、石川七郎《いしかわしちろう》博士（元国立がんセンター総長／故人）が、たばこ一本で十四分三十秒寿命が縮まるという数字を発表しており、アメリカ、スウェーデン、カナダ、ノルウェー、オーストラリアなど多くの国々でも同じような報告が出されています。

　また、米国の「たばこ裁判」では、たばこ会社自身が、喫煙者は八年から十年寿命

「健康寿命」

　WHOでは、六月四日、加盟百九十一カ国の平均寿命調査（一九九九年）を発表しました。これは、事故や重病などで寝たきりになるなどした期間を平均寿命から差し引く「障害期間調整後の平均寿命」（DALE）が初めて主要指標とされ、この「健康寿命」調査といえる新方式でも日本が七四・五歳で首位となりました（上の表を参照）。この状況についてWHOでは、「日本人は伝統的に低脂肪の食事を取り、心臓病の比率も低いため」と分析しています。

　しかし、この傾向は、第二次大戦後に喫煙者が急増し、さらに肉食も多くなっているため、「健康寿命」は大幅に低下する恐れがあることを警告しています。

が短くなると認めています。

ＷＨＯでは、年間三五〇万人が喫煙が原因で早死にしていることを警告し、加盟《かめい》各国に厳しい規制対策を勧告《かんこく》・提言《ていげん》しています。

「喫煙が寿命を伸ばす」という調査報告は、現在までのところまったくなされておりませんし、将来もありえません。がん、心臓病、脳卒中《のうそっちゅう》など、多くの死因《しいん》が喫煙と密接な関係を有することが判明してきた今、「たばこ病」との戦いは健康で長生きするための最も重要な課題《かだい》となっています。

Q11 軽いたばこなら害が少ないの?

最近、「低ニコチン」「低タール」のたばこが、害が少ないといわんばかりの宣伝が行なわれ、売れているようです。本当のところはどうなんですか?

禁煙・嫌煙運動の広がりで、たばこの有害性が広く国民に知られてくるにしたがって、たばこ業界は、盛んに「軽いたばこが健康に良い」というイメージの宣伝にやっきとなっています。

「軽ささわやか」「軽さに味がある」「タール××ミリグラム」などというキャッチ・フレーズで、「低タール」や「低ニコチン」を強調したたばこが、あたかも健康に良いといわんばかりの宣伝を行なっています。

肺や気管支《きかんし》などの呼吸器や、胃や腸《ちょう》の消化器《しょうかき》の病気にニコチン、タールの含有量《がんゆうりょう》が少ないと、病気への悪影響《あくえいきょう》が若干小さくなることはこれまでの研究でわかってきました。

しかしたばこは、低タールだろうが低ニコチンだろうが、危険《きけん》な商品であることに変わりはありません。

ガス相物質とは?

ガス相物質のなかには粘膜に対して強い刺激作用を示す多くの化学物質があります。たとえば、大気汚染物質としても有名な窒素酸化物やホルムアルデヒド、アセトアルデヒドそれにアクロレインといったアルデヒド類のほか、アンモニアが含まれており、いずれもたばこ煙を吸い込んだときには肺を強く刺激します。

そのほか、青酸カリの仲間であるシアン化水素(青酸ガス)も存在しています。二酸化窒素は二五〇ｐｐｍで安全濃度の五〇倍、ホルムアルデヒド三〇ｐｐｍで六倍、アセトアルデヒド三二〇〇ｐｐｍ

紙巻きたばこ売れ行き上位20銘柄販売実績の推移

（単位：100万本、%）

順位	平成11年度			平成10年度			平成7年度	
	銘柄	数量	シェア	銘柄	数量	シェア	銘柄	シェア
1	マイルドセブン・スーパーライト	32,452	9.8	マイルドセブン・スーパーライト	33,308	9.9	マイルドセブン	12.0
2	マイルドセブン・ライト	32,068	9.7	マイルドセブン・ライト	32,947	9.8	マイルドセブン・ライト	10.7
3	マイルドセブン	29,847	9.0	マイルドセブン	32,077	9.5	マイルドセブン・スーパーライト	9.1
4	セブンスター	23,421	7.1	セブンスター	23,682	7.0	キャスター・マイルド	7.5
5	キャスター・マイルド	17,889	5.4	キャスター・マイルド	19,178	5.7	セブンスター	7.5
6	キャビン・マイルド・ボックス	9,076	2.7	キャビン・マイルド・ボックス	10,151	3.0	キャビン・マイルド・ボックス	3.7
7	ラーク・マイルド・ボックス	7,676	2.3	フロンティア・ライト・ボックス	7,637	2.3	フロンティア・ライト・ボックス	2.7
8	フロンティア・ライト・ボックス	7,262	2.2	ラーク・マイルド・ボックス	6,677	2.0	ラーク・マイルド・ボックス	2.2
9	マールボロ・ライト・メンソール・ボックス	6,925	2.1	ホープ（10）	5,863	1.7	ホープ（10）	1.9
10	マイルドセブン・エクストラライト	6,479	2.0	マールボロ・ライト・メンソール・ボックス	4,973	1.5	ハイライト	1.7
11	ホープ（10）	5,620	1.7	ハイライト	4,615	1.4	キャビン・スーパーマイルド・ボックス	1.6
12	ハイライト	4,390	1.3	マールボロ・ボックス	4,513	1.3	ピース・ライト・ボックス	1.5
13	マールボロ・ボックス	4,250	1.3	ピース・ライト・ボックス	4,317	1.3	マイルドセブンFK	1.4
14	ピース・ライト・ボックス	4,098	1.2	マイルドセブン・エクストラライト・ボックス	4,156	1.2	PMスーパーライト・ボックス	1.3
15	ケント・ワン・ボックス	3,553	1.1	キャスター・スーパーマイルド・ボックス	4,139	1.2	マールボロ・ボックス	1.2
16	キャスター・スーパーマイルド・ボックス	3,545	1.1	キャビン・ウルトラマイルド・ボックス	3,864	1.1	パーラメント・100ボックス	1.2
17	キャビン・ウルトラマイルド・ボックス	3,501	1.1	キャビン・スーパーマイルド・ボックス	3,716	1.1	バージニア・スリムライト・メンソール	1.2
18	パーラメント・100ボックス	3,500	1.1	パーラメント・100ボックス	3,578	1.1	ケント・マイルド・ボックス	1.1
19	セーラム・ピアニッシモ	3,296	1.0	バージニア・スリムライト・メンソール	3,311	1.0	マイルドセブン・エクストラライト・ボックス	1.1
20	キャビン・スーパーマイルド・ボックス	3,231	1.0	ケント・ワン・ボックス	3,185	0.9	ピース（20）	1.0

（注）シェアは国産＋外国紙巻きたばこ計に占めるシェア。平成7年度の11位～20位は本紙推計。

出所）『たばこ塩産業新聞』2000年5月8日号より

低ニコチン、低タールの「軽いたばこ」でも、一酸化炭素はじめ他のガス相物質を多く取り込むことになり、逆に心臓・循環器系統《じゅんかんきけいとう》への負担が高くなって、健康を大きく脅《おびや》かすことが明らかになってきたのです。

たばこが、肺がんなど呼吸器疾患《こきゅうきしっかん》と密接な関係を持つことは多くの人が知っていますが、心臓病や他の数多くの病気が喫煙と関係していることについて理解度が低く、これがたばこ業界の「マイルド・ライト路線《ろせん》」を助長する結果となっているのです。

専門家の研究では「ニコチンのないたばこを吸わせても、動脈壁《どうみゃくへき》の硬化《こうか》が促進される」（一酸化炭素やその他のガス相成分の影響の結果で）と指摘しており、軽いたばこの危険性を明らかにしています。

また、本人の害もさることながら、周囲の人達への受動喫煙《じゅどうきつえん》の有害性は「マイルド」だろうと「ライト」だろうと、あまり変わりがありません。「低ニコチン」「低タール」というキャッチ・フレーズは、あくまでもたばこを吸っている本人に向けてのものなのです。受動喫煙で問題となる「副流煙」は、非常にアルカリ度が高く、毒性も強いので、室内の空気汚染《くうきおせん》の最大の原因となることはこれまでも指摘した通りです。

とにかくたばこは火をつけた瞬間から、浮遊粉塵《ふゆうふんじん》、一酸化炭素、アンモニアなど、たくさんの有害物質《ゆうがいぶっしつ》を放出するので、「低ニコチン」だろうが「低タール」だろうが、人体や環境にとって悪い影響を与えており、〝吸わない〟ことがベストなのです。これからは「軽さにも害がある」と覚えていて欲しいものです。

で一六倍、アクロレイン一五〇ｐｐｍで三〇〇倍、シアン化水素一六〇〇ｐｐｍで一六〇倍、それにアンモニアは三〇〇ｐｐｍで二倍、といった具合です。一酸化炭素も含めて、気相成分はすべてフィルターすら通過してしまう物質ばかりですから、普通のシガレットについているフィルターの効果はタールやニコチンに対するほどには発揮されません。したがって、フィルター・シガレットだからといって安心してはなりません。

ヘモグロビンとは

一酸化炭素（ＣＯ）は、人の生命を奪うものであることは誰でも知っています。吸入されたＣＯが赤血球のヘモグロビン（Ｈｂ）と結合してＣＯ−Ｈｂ（一酸化炭素ヘモグロビン）になり、本来は酸素を運搬して身体中の組織に酸素を供給する働きをするはずの血液の仕事も妨げるので、大量のＣＯを吸い込んだときには酸素欠乏に弱い脳が障害を受け、急

「マイルド」「ライト」使えません
たばこ規制EUが強化

【ブリュッセル29日＝富永格】欧州連合（EU）は二十九日の保健相理事会で、たばこのラベル表示や成分についての規制指令案に基本合意した。EUで売られる商品には「喫煙が殺す」という警告文を義務づけ、マイルド（まろやか）、ライト（かるい）など一見「体によさそう」な文字は使えなくなる。欧州議会での承認を経て、二〇〇三年から実施の見通しだ。

成分規制では、たばこ一本当たりのニコチン、一酸化炭素の含有量にそれぞれ一ミリグラム、十ミリグラムの上限を新たに設け、タールの規制値もいまの十二ミリグラムから十ミリグラムへと厳しくなる。また、添加物の表示も義務付ける。

警告文は、ラベルの四分の一以上の面積を使い、むき出しの表現で有害性を知らせる。欧州議会には「たばこに侵された肺」の写真かイラストも添えるべきだとの意見もある。

昨年十一月に規制案を出した欧州委員会は「素早い政治合意を歓迎する」との声明をだした。欧州委によると、年間五十万人のEU市民がたばこによる病気で命を落としている。

（『東京新聞』二〇〇〇年六月三十日付より）

性CO中毒のために命を落とすことになります。

たばこ一本を吸った際に血液の中で上昇するCO—Hbレベルは、普通〇・五％程度で、致命的とされる濃度は三〇～五〇％で、それだけでは命の心配はないと言われています。しかし、酸素に比較して二〇〇倍以上もの結合力をもってヘモグロビンと結びついてできたCO—Hbは、赤血球が組織に酸素を運搬するのを妨害します。したがって、喫煙によるCO—Hbレベル上昇はわずかでも、大量の酸素を必要とする脳や心筋の働きは大きく阻害されることとなります。

急性のみならず、慢性の影響からも、COはたばこ煙中有害物質のもう一方の主役なのです。

Q12 たばこは何本から吸いすぎ?

日本のたばこのパッケージや週刊誌の広告には「……吸いすぎに注意しましょう」と書かれていますが、いったい何本から「吸いすぎ」なのですか?

日本で売られているたばこには「あなたの健康を損なうおそれがありますので吸いすぎに注意しましょう」という〝警告表示《けいこくひょうじ》〟が印刷されています。しかし、いったい何本から「吸いすぎ」なのでしょうか？

一九八九年、大蔵省《おおくらしょう》たばこ事業等審議会《じぎょうとうしんぎかい》は「あなたの健康を損なう恐れがありますので、吸いすぎに注意しましょう」という〝注意表示《ちゅういひょうじ》〟を答申《とうしん》し、翌九〇年七月から実施されています。しかし、この表示はどう考えても喫煙に対する「警告《けいこく》」とは言えません。これまでに行なわれた多くの調査・研究によって、喫煙は健康を損なう大きな原因となっていることが世界的に判明しており、「恐れがある」というような抽象的《ちゅうしょうてき》な問題ではないのです。

喫煙の警告文は、はっきりと「健康を損なう重大な原因」という観点《かんてん》から書かれるべきであり、アメリカでは一九八六年から「肺がんの原因となる」「妊婦《にんぷ》の喫煙は赤

たばこ一日たった二本でも〝命取り〟
肺がんになる確率が二倍に

一日わずか二本のたばこでも肺がんになる確率は二倍になることが、二十六万五千人を対象とした十六年間の継続調査で明らかになった。

データを分析した平山雄・予防がん学研究所長は、この結果に「がんになりたくなければ、中途半端な節煙でなく、すっぱり禁煙しないと効果はない」と警告している。

調査の結果、少量の喫煙者ががんになる率はがん全体では一・二八倍高く、胃ガンは一・二六倍、子宮頸（けい）がん

ちゃんを傷つけ、未熟児《みじゅくじ》や死産《しざん》の原因となる」「心臓病の原因となる」「禁煙は健康を取り戻す」という四種類の具体的な警告表示を、三カ月毎に交代させ、ローテーションを組んで実施しています。

またスウェーデンでは、一六種類もの表示が義務《ぎむ》づけられており、アメリカ以上に詳《くわ》しく喫煙の危険性が警告されています。喫煙規制《きつえんきせい》を加速させてきたカナダは、九一年六月から世界で初めて「喫煙は中毒《ちゅうどく》になる」(cigallet are addictive) という警告を取り入れ、たばこの箱の前面上部、三分の一のスペースに大きく表示されています。

たばこ会社は「消費者への情報提供《じょうほうていきょう》」という言い訳けをして広告・宣伝を行なっていますが、〝中毒商品《ちゅうどくしょうひん》〟となると、問題の本質はまったく変わります。たばこは消費者の「選択《せんたく》の自由《じゆう》」という問題ではなく、ニコチンという非常に依存性《いぞんせい》の強い薬物によって「吸い続けさせられる」ことになってしまうからです。

ところで、たばこは一体何本から「吸いすぎ」になるのでしょうか?

厚生省《こうせいしょう》が一九八七年に初めて刊行した『たばこ白書』によれば、一日に一本以上吸っている場合でも、肺がんの標準化死亡比《ひょうじゅんかしぼうひ》は二・二倍となっています。一〇本以上では約四倍、三〇本以上で六倍、五〇本以上では一五倍という数値となっています。

この事実から考えると、「たばこは一本から吸いすぎ」ということであり、日本のたばこに書かれている表示は〝警告〟ではなく〝気休《きやす》め〟でしかないことがわかると思います。

は一・六九倍で、特に肺がんは二・二五倍に達した。ちょうど一日二本で二倍に相当する計算になるという。

喫煙者の肺がんによる死亡率は男性の場合、全体で非喫煙者の四・四五倍とされている。また一日二十本以上では約十倍——など、ヘビースモーカーががんになりやすいとの調査はされてきたが、ごく少量の喫煙による影響はこれまで大規模な調査に基づくデータがなかった。

(『東京新聞』九三年九月十九日付より抜粋)

たばこに関する警告表示等国別比較（抜粋）

●欧州連合
警告文言（1988.11 ～ 1992.5 改正：Council Directive 92/41/EEC）
A　各国の警告文言リストに含まねばならない警告文言2種
　1　喫煙はがんの原因である。
　2　喫煙は心臓病の原因である。
B　各国の選択による警告文言15種（そのうち4種を抜粋）
　2　喫煙で死亡する。
　5　子どもを保護すること：あなたの煙を子どもに吸わせてはならない。
　6　喫煙はあなたの周囲の人々の健康を害する。
　11　毎年、喫煙への依存による犠牲者は交通事故による犠牲者よりも多い。

●カナダ
警告文言8種（そのうち5種を抜粋）
1994年8月から、全ての巻きたばこ包装に以下の警告文の1つを掲載せねばならない。（包装の最大面の表面と裏面各々に英語とフランス語）
　2　たばこはあなたの子どもに有害である。
　3　紙巻きたばこは致命的な肺疾患の原因である。
　4　紙巻きたばこはがんの原因である。
　7　喫煙はあなたを殺すかも知れない。
　8　たばこの煙は非喫煙者の致命的な肺疾患の原因である。

●アメリカ合衆国
警告文言4種（以下の警告文言のうち1つが表示されていない限り、紙巻きたばこを製造、輸入、流通してはならない）
　1　喫煙は肺がん、心臓病、肺気腫の原因であり、また妊娠を困難にする。
　2　今喫煙を止めると、あなたの健康への重大なリスクが大幅に低減する。
　3　妊婦の喫煙は、胎児障害、未熟児出産、低出生体重児の原因となる。
　4　紙巻きたばこの煙は一酸化炭素を含む。

●タイ
警告文言5種
　1　喫煙は肺がんと肺気腫の原因である。
　2　喫煙は虚血性肺疾患の原因である。
　3　喫煙はおなかの中の赤ちゃんに危険である。
　4　公共の場所では喫煙を控えることにより非喫煙者の権利を尊重して下さい。
　5　喫煙を止めることは健康障害のリスクを減少させる。あなたの最愛の子どもや孫のため、喫煙を止めて下さい。

出所（「たばこと健康対策—日本・諸外国資料集」厚生省保健医療局健康増進栄養課　平成8年3月）

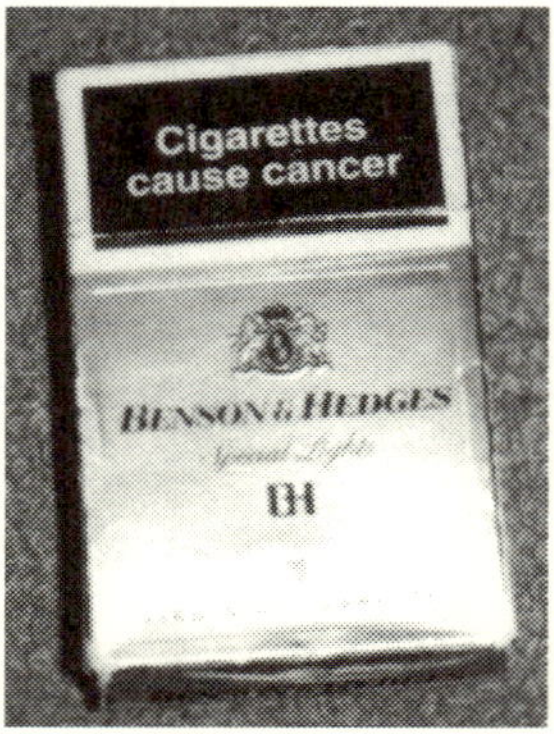

紙巻きたばこはがんの原因である

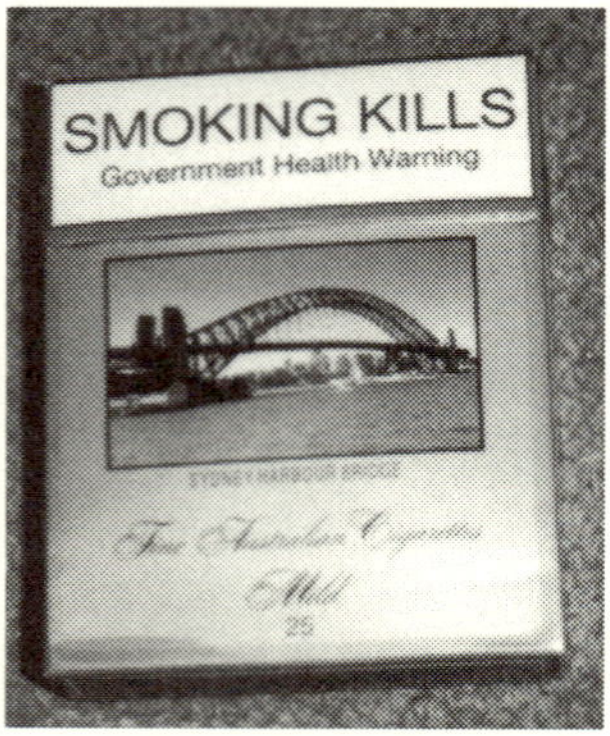

喫煙はあなたを殺すかも知れない

Q13 女性への影響が大きいのはどうしてですか？

最近、若い女性の喫煙シーンがとても目立つようになりました。同じたばこなのに、男性と女性では、喫煙の危険性が異なっているのでしょうか？

各国の調査で女性の喫煙は、組織型《そしきけい》に及ぼす影響が男性よりも大きく、とくに小細《しょうさい》胞《ぼう》がんが著《いちじる》しく高くなっていることがわかっており、女性喫煙者の増加が心配されています。

肺がんを顕微鏡《けんびきょう》で調べると、扁平上皮《へんぺいじょうひ》がん、腺《せん》がん、小細胞《しょうさいぼう》がん、大細胞《だいさいぼう》がんの四大組織型がんがあり、九割以上がこれらのがんで占められていることが判明しています。

最近、経口避妊薬《けいこうひにんやく》（ピル）の服用と喫煙が、虚血性心疾患《きょけつせいしんしっかん》の危険を高めていることが、多数の調査・研究で証明されています。ピルは健康な女性が用いている限り、その効果《こうか》は確実で簡単であることから、世界中で使用されていますが、喫煙習慣《きつえんしゅうかん》がプラスされると要注意となり、アメリカの研究結果では、一日二五本以上の喫煙者でピルの常用者《じょうようしゃ》でもある女性の心筋梗塞《しんきんこうそく》の危険は、約四十倍も高くなることがわかりました。

タバコを吸う女性には子どものいない人が多い

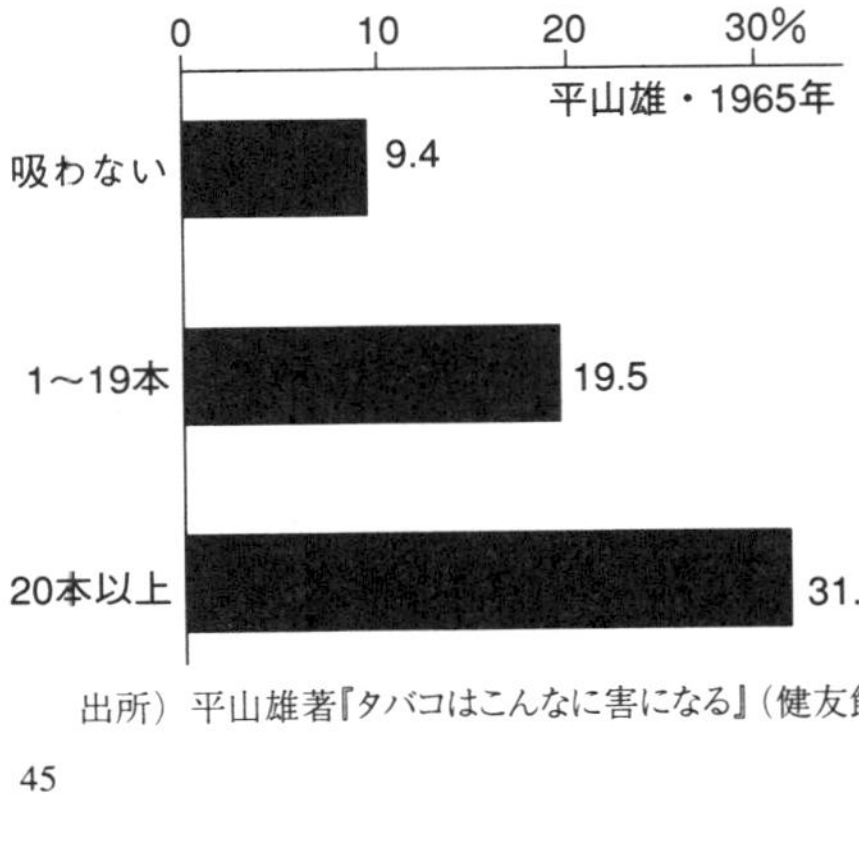

出所）平山雄著『タバコはこんなに害になる』（健友館）。

女性が男性とまったく異なるのは、月経《げっけい》、妊娠《にんしん》、出産《しゅっさん》という特有な生命現象《せいめいげんしょう》を営んでいることです。喫煙は、まず月経不順《ふじゅん》の大きな原因となっています。また、喫煙する女性は、不妊症《ふにんしょう》例が約五〇パーセント近くも多いことが報告されています。そして、妊娠中の胎児《たいじ》に対する恐ろしい影響があります。母親が一本のたばこを吸うたびに、胎児は息を止めていることがわかりました。その結果、早産《そうざん》、死産《しざん》、流産《りゅうざん》が増えたり、奇形児《きけいじ》が生まれる危険が、世界中の多くの研究報告で判明しています。

また、女性にとって肌《はだ》の衰《おとろ》え、シワやシミなども大きな問題です。喫煙は、血管細《けっかんさい》胞《ほう》を収縮《しゅうしゅく》させ、血のめぐりが悪くなり、肌の衰えを促進します。これはニコチンの作用ですが、たばこを吸う度に血管収縮が繰り返され、皮膚《ひふ》の栄養が悪くなって、慢性《まんせい》の栄養失調《えいようしっちょう》となります。それだけでも皮膚の色艶《いろつや》は悪くなり、皮脂腺《ひしせん》の分泌《ぶんぴ》もなくなって、皮膚は無防備状態《むぼうびじょうたい》になります。それに化粧品《けしょうひん》が加われば、さらに皮膚が痛められ、シミ、シワやかぶれが増えるのは当然のなりゆきです。化粧品だけの影響であれば、その使用をやめれば治りますが、喫煙による皮膚全体の栄養失調と破壊があれば、化粧品をストップしても、元のきれいな肌には戻りません。

その他女性特有のたばこ病として、乳《にゅう》がん、子宮頸《しきゅうけい》がんなどがあります。

タバコを吸うと低体重児が生まれやすい

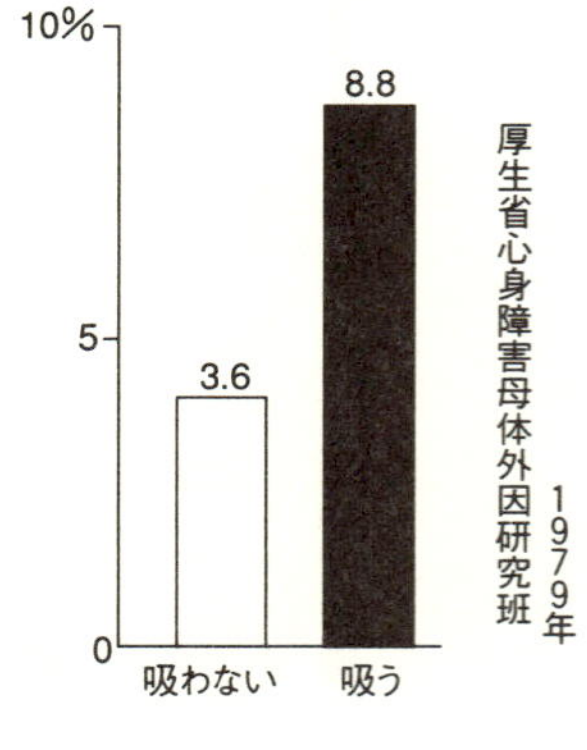

タバコを吸うと早産児を生みやすい

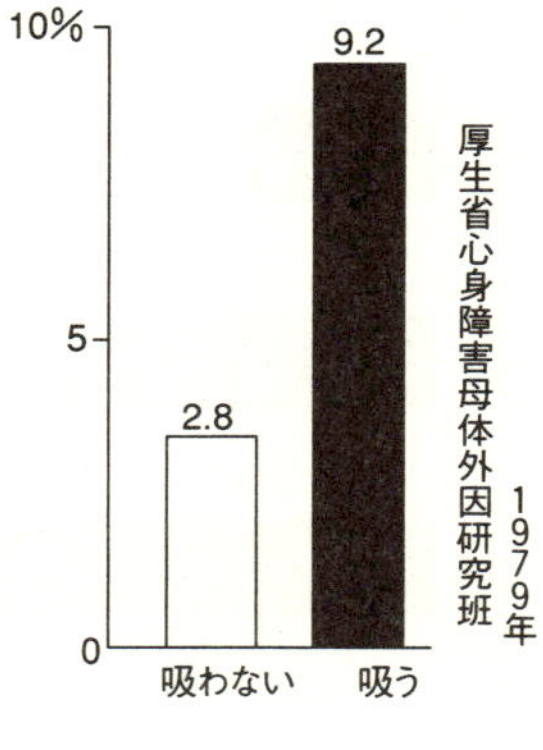

Q14 なぜ二十歳までたばこを吸ってはいけないのですか?

「未成年者喫煙禁止法」という法律があるのはなぜですか? たばこを吸い出す年令によって、喫煙の危険性が異なってくるのでしょうか?

今、「新しい七・五・三」といわれているのが未成年者《みせいねんしゃ》の喫煙問題です。高校生の七割、中学生の五割、小学生でも三割が喫煙経験者《きつえんけいけんしゃ》という調査結果があり、非常に多くの子どもたちがたばこを吸っていることが、大きな社会問題《しゃかいもんだい》になっています。

まず呼吸器《こきゅうき》への有害性です。たばこを吸っている子どもは、風邪《かぜ》をひきやすいうえに、スポーツなどですぐに息切れをします。肺気腫《はいきしゅ》という病気は、非喫煙者にはほとんど見られませんが、若いうちからたばこを吸っている場合は、非常に発生率が高いのです。

肺がんで死亡した四十代、五十代の人を調べた平山博士は、喫煙開始年齢が早ければ早いほど、死亡率が高いことを突きとめました。未成年時代からたばこを吸い出すと総喫煙本数が多くなり、また発育途上《はついくとじょう》の体にニコチン、タールなど有害物質を取り入れることによって、肺がんだけではなく、喉頭がん、胃がん、脳血管障害《のうけっかんしょうがい》、心臓病《しんぞうびょう》

「二十歳」の攻防

数年前、JTが未成年喫煙防止のキャンペーンと称して、こんな標語を作成しました。

ハタチまで待って楽しい煙の輪

この標語は、イラスト入りのポスターとなって、全国のたばこ小売店や関係機関に張り出されました。その後も、毎年「これがルール」というコピーで、二十歳までは吸わないようにとキャンペーンを展開しています。しかし、こんなことで未成年者の喫煙がなくなるはずがありません。JTの本音は「二十歳になったらどんどん吸いましょう」ですが、しか

など数多くの疾病や死亡も、各年齢層で非喫煙者よりもはるかに高くなっているのです。

この裏付けとして、基本的なデータをみてみましょう。肺がんを例にとると十九歳までに吸い始めた人は、人口一〇万についての死亡率が一三一で、吸わない人の二三と比べて六倍もの高さです。三十五歳以上で吸い始めた人の死亡率は三四で、吸わない人とそれほど大きな差はありません。この結果から吸い始めの年齢が遅ければ危険度は低く、早く吸い始めると危険度がきわめて高くなることがわかります。要するに、十代の発育途上の身体は、非常に発がん物質の影響に対して弱い、感受性《かんじゅせい》が高いということでしょう。そこへ分化《ぶんか》の異常を起こすような発がん物質が作用すると、がんができやすくなることは当然です。

もう一つの問題は、若いときから喫煙を開始すると「心理的中毒者《しんりてきちゅうどくしゃ》」となってしまうことです。とくに中学校時代から吸い始めてしまうと、喫煙習慣《しゅうかん》が体の中に刻印《こくいん》されて定着してしまうようです。そして、ヘビー・スモーカーも未成年からの喫煙者に目立ちます。このような面からも、とにかく若い世代の喫煙防止策を強化しなければなりません。

し、多くの喫煙者は十代の半ばで喫煙を開始していることも事実です。

一方、文部省は、小・中・高校の教科書の中で「生涯にわたって吸わない態度の育成」をうたっています。その文部省が、JTの「たばこは二十歳になってから」というキャンペーン・ポスターに、後援団体として加わっていることが明らかとなりました。禁煙運動団体は、この文部省の姿勢を厳しく批判しています。

喫煙開始年齢別にみた肺がん標準化死亡率
（人口10万対）（男）計画調査（1966〜81）

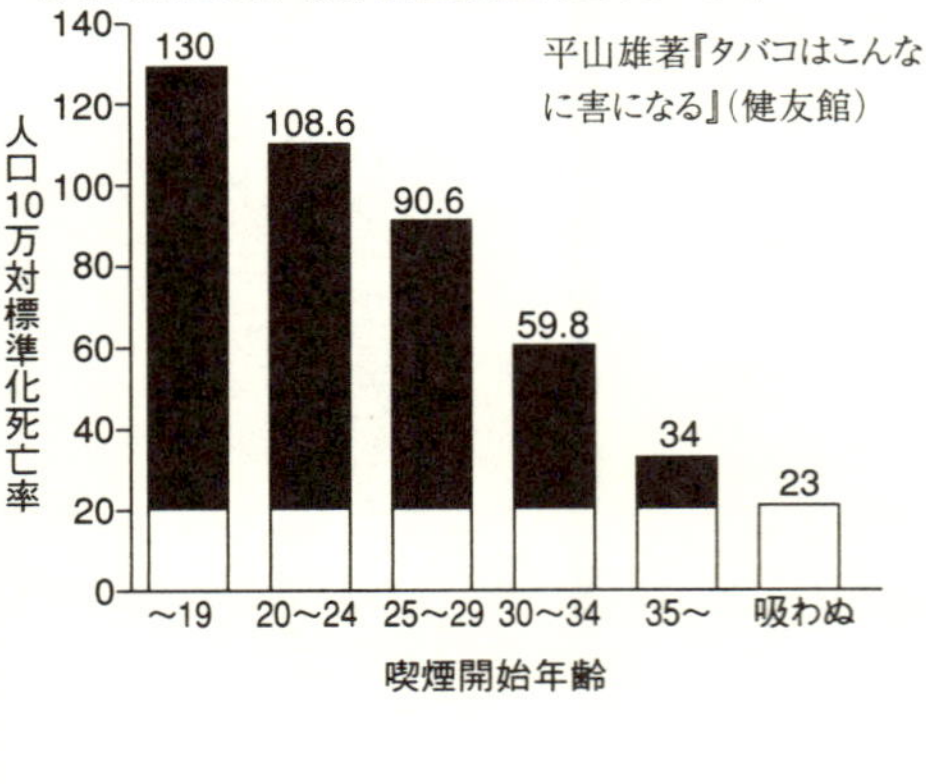

Q15 たばこを吸うと痩せるって本当ですか？

「たばこは肥満防止に効果がある」と言って吸っている人がいますが、本当ですか？ でも、かなり太った人で吸っている人もよく見かけますが……。

喫煙は、味覚《みかく》を損ない、ニコチンの作用で胃液《いえき》の分泌《ぶんぴ》が押さえられ、結果的に痩《や》せてしまうことがあります。しかし、健康には大きな被害を与えます。たばこを吸う人は食べ物の味が悪くなり、味覚障害《みかくしょうがい》を起こしたり、ニコチンの作用で胃液の分泌を押さえ、食欲《しょくよく》をなくして結果的に痩せてしまうことはよくあるケースです。

喫煙者の中には、胸《むね》やけの症状《しょうじょう》の人が多いことが知られています。たばこを吸うと胃の入口近くにある食道《しょくどう》の括約筋《かつやくきん》が緩んで、酸性度《さんせいど》の高い胃液《いえき》が逆流《ぎゃくりゅう》しやすい状態を作り出します。また、食道と同様に、胃と十二指腸《じゅうにしちょう》の移行部《いこうぶ》である幽門《ゆうもん》の括約筋部の圧力が、喫煙の影響で低下することも確認されています。

喫煙で自分の体のコンディションを崩《くず》し、食欲をなくしたり、また栄養の補給《ほきゅう》を自ら阻害《そがい》したりして、結果的に「痩せる」というのは、どう考えてもおかしなことです。

禁煙して太るのは一時的

たばこを吸うと、体重が減ってゆくと言われています。しかし、これはたばこで「やせた」とは言いません。「やつれた」というのが正しい表現でしょう。

「やせる」と「やつれる」の違いは、健康的か病的かの差です。体重が減るのは、それだけ毒性が強いのです。健康的な細い体は魅力的ですが、色つやの悪い肌で、たばこ臭い息を吐く人の側にはなるべく近づきたくありません。

禁煙して太るのは、三つの要因が考えられます。一つは、たばこで麻痺していた味覚や嗅覚が改善されて、食べ物が美

「喫煙で肥満《ひまん》を防いでいる」とか「痩せるためにたばこを吸っている」などという言葉が日常《にちじょう》の会話の中に良く出てくるのも、このニコチンやタールの人体への悪影響や健康被害について、ほとんど正しい情報を知らないことから生まれてくるのでしょう。

しかし、浜松医大の桜井信夫《さくらいのぶお》教授らが、二〇〇〇人を超える男性を調べた結果、「一日一箱以上吸う人はその本数の増加によって太る」というまったく逆の事実を突き止めました。これは、喫煙の常識《じょうしき》を変えた研究として大きな話題となりました。調査は、皮下脂肪《ひかしぼう》の厚さを測る方法で行なわれ、その結果、たばこをたくさん吸うほど筋肉などの蛋白質《たんぱくしつ》が増加し、固太《かたぶと》りの状態になっていることがわかったのです。

「禁煙したら太る」とよくいわれている原因は、飲み物や食べ物の味が良くなって、つい飲みすぎ、食べ過ぎとなってしまうこと、また、間食をしたり運動不足が重なった結果として「肥満」につながるので、規則正しい生活、バランスの良い食事、そして適度な運動を継続していれば、「禁煙」が太り過ぎの原因となることは、絶対にありません。

味しく感じられるようになることです。口寂しさも体重増加の原因となって、間食が多くなることもその原因です。

決定的なのは、ニコチンが胃粘膜の血液量を減らし、消化吸収能力を落してしまうことです。禁煙して胃腸の働きが回復すると消化吸収機能も回復します。そのため、禁煙前と同じ内容、同じ量の食事を摂っても、若干の体重増加が起こることがあります。しかし、これは最初の二週間程度で、それ以後は増加が止まるケースが多いのです。食事の量とバランスを考え、そしてゆっくり食べる習慣をつければ、必ず体重は〝健康的に〟減ってくるはずです。

【高橋裕子著『タバコをやめられないあなたへ』（東京新聞出版局）から】

Q16 たばこはどうしてやめにくいのですか?

作家マーク・トゥェインがふざけ半分で言った「禁煙なんて簡単。私はもう何百回も禁煙した」という言葉がよく引用されますが、禁煙はそんなに困難ですか?

最近のアメリカの調査では、むしろヘロインやコカインなどの麻薬《まやく》よりも、ニコチンの方が依存性《いぞんせい》が強いという報告がなされています。

三つの大きな理由があります。まずたばこには、必ず「ニコチン」が含まれています。ニコチンには強い習慣性《しゅうかんせい》があり、いったん覚えた喫煙行為を中止するのに、大きなブレーキをかけてしまうのです。アメリカのエベレット・クープ元公衆衛生総監《こうしゅうえいせいそうかん》は「ニコチンをヘロインやコカインなどと同じく麻薬のリストに加えるべきであり、たばこの規制を強化すべきである」という報告書を発表し、世界的に注目されました。

二つめは、たばこに甘い日本の社会的な背景です。明治時代《めいじじだい》から八十年間にわたっての「専売制度《せんばいせいど》」で、国がたばこの製造《せいぞう》・販売《はんばい》を独占してきた歴史があり、喫煙の有害性に対する啓蒙活動《けいもうかつどう》や公共の場所での規制、そしてたばこの宣伝・販売に対する規

「喫煙」という薬物依存状況

ニコチンは、麻薬やアルコールと同じに、非常に強い依存症を作り出す薬物です。多くの喫煙者が「やめたい」と思いながら吸い続けているのは、このニコチンの薬理作用で、WHOではすでに一九九三年の「国際疾病分類第十版(ICD10)精神障害編」の中で「ニコチン依存症」も病気の一つに入れています。

制がほとんど行なわれてこなかったことがあります。また一九八五年に形の上では「民営《みんえい》」となりましたが、所有株式《しょゆうかぶしき》の七割近くが大蔵大臣《おおくらだいじん》の名義《めいぎ》で、依然《いぜん》として国がたばこ事業と手を切っていないことが、やめにくい社会風潮《しゃかいふうちょう》をつくり出しています。

三番目に、たばこを吸う習慣は、他の習慣と堅《かた》く結び付いています。コーヒーとたばこ、食後の一服《いっぷく》、酒とたばこなどが代表的な例ですが、その他に原稿《げんこう》を書くとき、来客《らいきゃく》があったとき、テレビの喫煙シーンを見たとき、人を待っているときなど、たばこが強い因果関係《いんがかんけい》を持つことが指摘されています。

さらに「職業《しょくぎょう》」がたばこと密接《みっせつ》に結び付いているケースがあります。たとえば漁師《りょうし》が網入れした後とか、農作業《のうさぎょう》の合間の一服、タクシードライバーが客待ちしている際の喫煙などがあります。また、労働組合《ろうどうくみあい》の幹部《かんぶ》が労使交渉《ろうしこうしょう》の場や待ち時間などで、喫煙が習慣となっている場合もあります。

多くの世論調査《せろんちょうさ》では、スモーカーの七割以上が〝禁煙願望《きんえんがんぼう》〟を持っていることが確認されています。そのため私たちは、すべてのたばこ広告・宣伝の禁止、喫煙の害について啓蒙活動の徹底《てってい》、そして当面は、たばこを吸える場所をきちんと分けて「分煙《ぶんえん》」とすることが、問題解決への重要なステップであることを強く訴えているのです。

ニコチン依存症

①ひどく吸いたい。やめたくてもやめられない気持、②喫煙を調整する力がないと自覚している、③たばこをやめると、ひどく吸いたくなる。いらつき・不安・集中力低下・落ち着きを失う・食欲が増すなどが出現、④この苦しさを軽くするために吸う、⑤たばこ本数の増加、⑥社会のルールを守れない吸い方をする、⑦喫煙による身体疾患があっても禁煙しない。——このうち三項目以上該当する項目があれば「ニコチン依存症」とされています。

Q17 自動車の排気ガスとたばこはどちらが危険？

都市の大気汚染の大きな原因は自動車の排気ガスであると報道されていますが、排気ガスとたばこの煙を同じレベルで扱ってもいいのでしょうか？

自動車の排気ガスには、多量の一酸化炭素（CO）が含まれていることがわかっています。ところが、狭い部屋での喫煙によって、四万ppmという幹線道路並みの空気汚染が発生するのです。

自動車の排気ガスの中には二万〜六万ppmもの一酸化炭素が含まれています。たばこの煙にも約四万ppmもの一酸化炭素が含まれており、狭い部屋での喫煙は、交通混雑の交差点《こうさてん》並みの一酸化炭素や、浮遊粉塵《ふゆうふんじん》で汚染されているという調査結果があります。

もう一つの有毒ガスに窒素酸化物《ちっそさんかぶつ》（NO_x）があります。これは光化学スモッグの元凶でもあり、ぜんそくや慢性気管支炎《まんせいきかんしえん》の原因となっています。NO_xの中では、二酸化窒素（NO_2）が自動車公害の最大の原因物質で、一九七八年に環境庁は〇・〇六ppmという環境基準《かんきょうきじゅん》を定めました。

ppm

浮遊粉塵はどれくらいふえるか

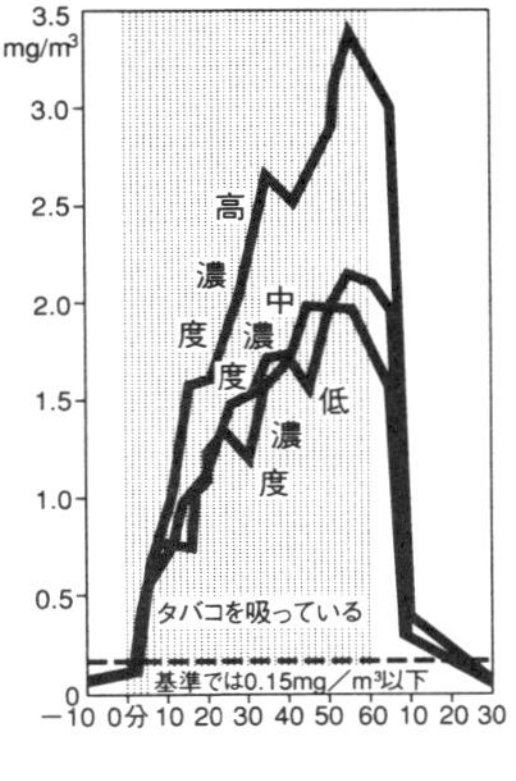

▌高濃度　4人のうち3人がタバコを、ひとり20分間に1本の割合で合計9本吸ったとき
▌中濃度　4人のうち2人がタバコを、ひとり20分間に1本の割合で合計6本吸ったとき
▌低濃度　2人のうち1人がタバコを、15分間に1本の割合で合計4本吸ったとき

しかし、自動車の総数が増え続け、幹線道路の混雑が激化すればするほど、この環境基準オーバーの状態が続き、現在ＮＯ$_x$問題は環境行政《かんきょうぎょうせい》の最大のネックとなっています。たばこの煙にも、このＮＯ$_x$はたっぷりと含まれており、身近な空気汚染《くうきおせん》の大きな原因となっています。自動車の排気ガスとたばこの煙については「どちらが有害か」という議論ではなく、どちらも空気汚染の重要な要素なので、規制の強化が必要なのです。

残念ながら日本では、公害・環境問題に熱心に取り組んでいる学者・研究者や市民運動家、消費者運動家《しょうひしゃうんどうか》でさえも、ヘビースモーカーというケースがよく見受けられます。たばこの煙に含まれている汚染物質の有害性《ゆうがいせい》について正しい情報を知り、ぜひとも吸わない道を選択《せんたく》していただきたいと、私は心から念願《ねんがん》しています。

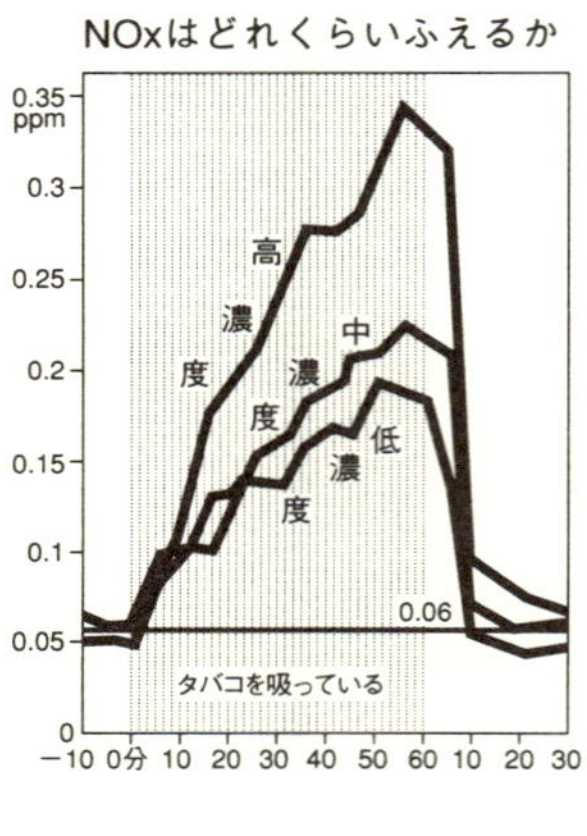

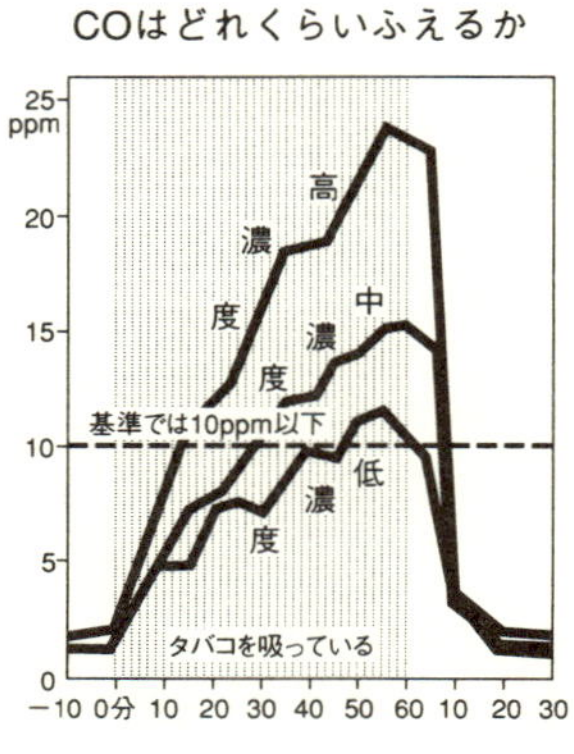

暮らしの手帖社研究室の実験による
（いずれの図も『暮らしの手帖』一九八二年七・八月号より）

Q18 たばこは周りの人にも危険なの？

たばこの煙は、喫煙者の目や鼻、ノドを刺激する行為ですが、それだけでなく吸わない人にとっても危険と聞きました？具体的にどう危険なのですか？

たばこの煙は、職場や公共の場所での空気汚染の大きな原因です。とくに副流煙《ふくりゅうえん》には約二百種類もの有害物質が含まれていて、人の健康を侵しています。

たばこの煙の中には約四千種類もの化学物質《かがくぶっしつ》が含まれています。ニコチン、タール、一酸化炭素（CO）の三大汚染物質《さんだいおせんぶっしつ》をはじめ、窒素酸化物（NO_x）シアン化水素、アクロレイン、アセトアルデヒト、ベンツピレン、ニトロソアミン、ベンゼン、そしてダイオキシンも含まれ、正に「毒の缶《かん》づめ」といわれているほど、有害成分《ゆうがいせいぶん》がたっぷりと含まれているのです。

とくに、たばこの先から立ち上《のぼ》る煙を「副流煙」といい、喫煙者が吸っている「主《しゅ》流煙《りゅうえん》」や、「吐き出す煙」よりも強い毒性が指摘されています。非喫煙者《ひきつえんしゃ》は、この副流煙と喫煙者の吐き出す煙の両方を吸わされてしまうわけですが、これを「受動喫煙《じゅどうきつえん》」（間接喫煙《かんせつきつえん》）と呼んで、その危険性《きけんせい》が指摘されています。

やっぱり怖い　職場の間接喫煙

【ニューヨーク1日時事】間接喫煙によるオフィスの汚染度は、米政府が危険と定めた基準の三倍以上に――。米カリフォルニア大学バークリー校のキャサリン・ハモンド准教授（公衆衛生学）らがこのほどまとめた調査で、間接喫煙が職場の労働者の健康に深刻な被害をもたらす恐れがあることが分かった。調査結果は米医学会（AMA）の機関誌の最新号に掲載された。

ハモンド准教授らは、喫煙が可能なオフィスと、喫煙が一部制限ないし禁煙の職場を対象に、一週間にわたってニコチしかし、最近では、「受動喫煙」(passive smoking)ではもう生ぬるいとして、「不随《ふずい》意喫煙《いきつえん》」(invorantary smoking)、「強制喫煙《きょうせいきつえん》」(enforced smoking)という言葉が提唱《ていしょう》されています。

平山博士の疫学調査《えきがくちょうさ》では、たばこを吸わない妻が一日五〇本以上吸う夫を持った場合、肺がんの死亡率が二倍以上も高くなることをつきとめ、世界的な注目を集めました。またギリシャ、アメリカなどでも夫がヘビースモーカーの場合、同じ結論が出されています。

諸外国《しょがいこく》で、公共《こうきょう》の場所、職場、交通機関《こうつうきかん》、飲食店などで喫煙規制《きつえんきせい》が急速に進んできたのも、この「強制喫煙」から非喫煙者を守ろうとする行政や医学団体《いがくだんたい》の熱心な取り組みが実を結んできたためです。

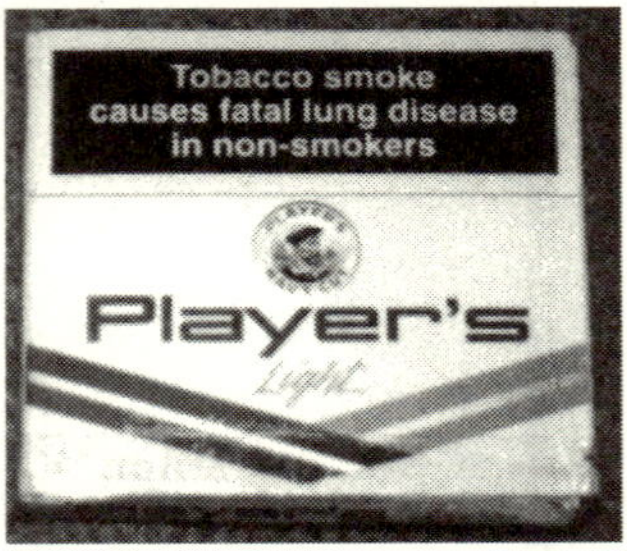

「たばこの煙は非喫煙者の致命的な肺疾患の原因である」と印刷されたカナダのたばこの箱。

ンによる職場の汚染度を調査。その結果、喫煙が自由なオフィスからは一立方メートル当たり八・六マイクログラムのニコチンが検出された。これは米政府が危険と定めた基準の三倍以上に相当する。

これまでの研究に寄れば、一立方メートル当たり平均二・三マイクログラムのニコチンに一日八時間、四十年にわたってさらされると、一万人当たり三人が肺がんになると推計されている。

また米国では間接喫煙のため心臓病で死亡している非喫煙者は年間で推計三万～五万人に上る可能性がある。(『毎日新聞』一九九五年十月二日付より)

Q19 副流煙とはなんですか？

受動喫煙の有害性が報道されるとき、必ずこの「副流煙」という言葉が出てきますが、その有害性についてどのような報告があるのですか？

たばこの先から立ち上《のぼ》る煙を「副流煙《ふくりゅうえん》」といい、アルカリ性が強く、目や鼻を強く刺激します。

たばこの煙は学問的に「主流煙《しゅりゅうえん》」(mainstream-smoke) と「副流煙」(sidestream-smoke) に分けられます。たばこに火をつけると、すぐに紫色《むらさきいろ》の煙いわゆる紫煙《しえん》が立ち上りますがそれを「副流煙」といい、喫煙者が吸う煙を「主流煙」と呼んでいます。

この「副流煙」は、pH九前後で、「主流煙」のpH五前後の酸性《さんせい》の煙と比べて非常にアルカリ度が高く、刺激性《しげきせい》が強くなっています。たばこの煙の有害成分は、副流煙の方にたっぷりと含まれており、タール三・四倍、ニコチン二・八倍、ベンツピレン三・九倍、一酸化炭素四・七倍と高く、とくにアンモニアにいたっては、約五十倍もの数値を示しています。

さて、一本のたばこは人によって差がありますが、火をつけてから消すまでに約七

イラスト・平山雄

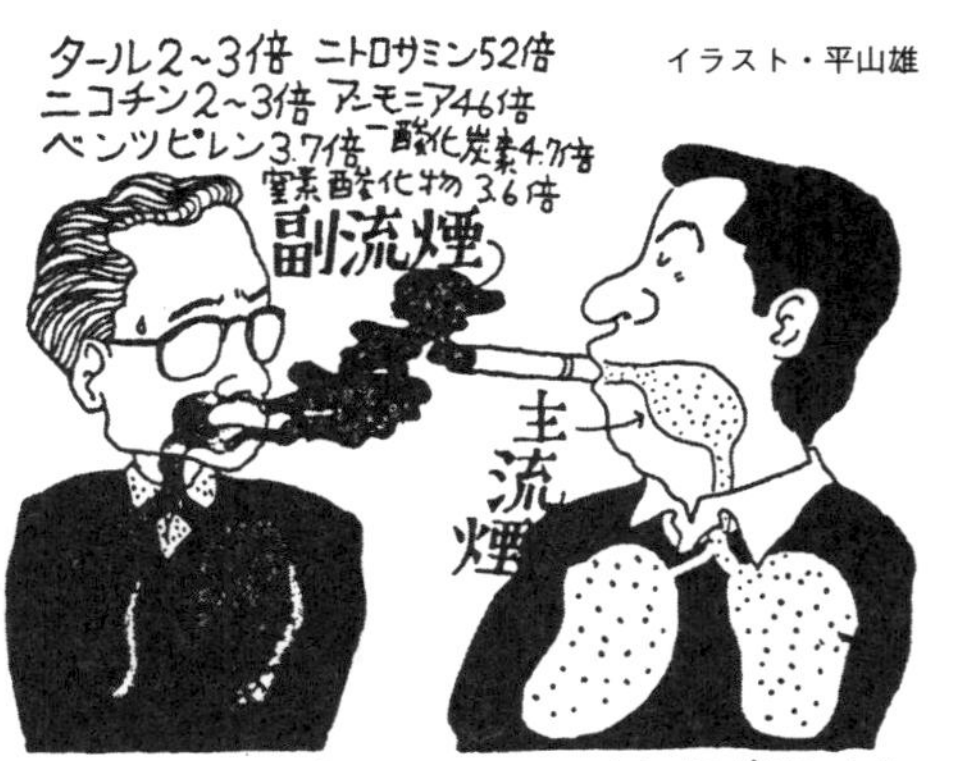
タール2~3倍
ニトロサミン52倍
ニコチン2~3倍
アンモニア46倍
ベンツピレン3.7倍
一酸化炭素4.7倍
窒素酸化物3.6倍
副流煙
主流煙

平山雄著『流行するタバコ病』(健友館)より。

分間くらいかかります。そのうち、実際にたばこを吸っている時間は一分位で、あとは手に持ったり、灰皿《はいざら》に置いたりしています。

結果的に「副流煙」の汚染時間《おせんじかん》は「主流煙」の約七倍ということになり、喫煙者が吐き出している煙と合わせて、身近《みじか》な環境を汚染しているのです。

近年、アメリカ、カナダ、ヨーロッパ各国、そしてオーストラリアやシンガポール、韓国《かんこく》、台湾《たいわん》、タイ、マレーシアなど多くの国で、すべての交通機関《こうつうきかん》、公共の場所、そして職場での喫煙規制が進んできたのも、この「副流煙」が空気を汚染しているという実態からで、非喫煙者を守るための各種の喫煙規制に拍車《はくしゃ》がかかっています。

タバコの煙の主な有害成分は副流煙の方にずっと多い

	主流煙	副流煙	倍
タール	10.2mg	34.5mg	3.4
ニコチン	0.46mg	1.27mg	2.8
ベンツピレン	35ng	135ng	3.9
ピレン	130ng	390ng	3.0
総フェーノール	0.228mg	0.603mg	2.6
カドミウム	125ng	450ng	3.6
一酸化炭素	31.4mg	148mg	4.7
二酸化炭素	63.5mg	79.5mg	1.3
窒素酸化物	0.014mg	0.051mg	3.6
アンモニア	0.16mg	4.7mg	46.3

アメリカ保険教育福祉省・1975年

●1ng（ナノグラム）は1mgの100万分の1。タールとニコチンは、フィルター付タバコの場合

出所）『暮らしの手帖』1982年7・8月号。

Q20 たばこの煙にはどんな物質が含まれているのですか？

銘柄によって、立ち上る煙の臭いが、だいぶ異なっていますが、どうしてでしょうか？　また、発がん物質はどのようなものがあるのでしょうか？

たばこの煙には四〇〇〇種類以上の化学物質が存在しています。そのうち発がん物質が約四十種類、発がん促進物質《そくしんぶっしつ》が約二百種類ほど確認されており、世界各国でその有害性について多くの研究報告《けんきゅうほうこく》が出されています。

たばこの煙には大別《たいべつ》して「粒子相《りゅうしそう》物質」と「気相《きそう》物質」（あるいは「ガス相物質」）があり、粒子相のものは「粗タール」とも呼ばれています。このタールの中に、ニコチンが含まれておりますが、喫煙習慣の成立や維持に大きな役割を持っているので「ニコチン・タール」というように対等《たいとう》の扱いがなされています。また、ベンツピレンをはじめ多数の発がん物質が含まれているのが特徴《とくちょう》です。

気相中には、一酸化炭素（CO）や窒素酸化物（NO_x）などの他、猛毒《もうどく》のシアン化水素、大気汚染物質《たいきおせんぶっしつ》のアクロレイン、ホルムアルデヒト、アセトアルデヒトなどが含まれており、とくにCOガスの濃度《のうど》は約四万ppmという自動車の排気《はいき》ガス並みの汚

たばこの煙にダイオキシン

たばこの煙に「ダイオキシン」と猛毒の「コプラナーPCB」が含まれていることを宮田秀明・摂南大薬学部助教授が日本薬学会で発表した。宮田助教授らは、日米八銘柄のたばこの煙を二十本ずつ、濃縮して調べたところ、ダイオキシン関連物質を平均三・八ピコグラム（ピコは一兆分の一）、最高一一・一ピコグラム、コプラナーPCBを平均二・四五ピコグラム（最高五四・七ピコグラム）検出した。（『毎日新聞』一九九三年三月三十日付より抜粋）

染度を示しています。自動車公害《じどうしゃこうがい》の解決をめざす住民集会《じゅうみんしゅうかい》が、たばこの煙でもうもうとしていた、というようなケースがよくありますが，これは、たばこの煙に多数含まれている汚染物質について、よく知られていないからでしょう。

また、最近の研究で、たばこの煙にダイオキシン類が検出されたことが報告されています。一日二〇本のたばこを吸う人は、四・三pg（ピコグラム）／kg体重の二、三、七、八—四塩化ダイオキシン相当量《そうとうりょう》を摂取することになり、喫煙の有害性に警告を発しています。

この他、たばこの葉の栽培過程《さいばいかてい》や、収穫後《しゅうかくご》に多量の農薬が使用されているという問題もあります。現在、たばこの葉は食品ではないため、残留基準《ざんりゅうきじゅん》や調査《ちょうさ》もまったく行なわれていませんが、五〇種類を上回《うわまわ》る農薬が使用されていることが、たばこ産業の新聞で判明しています。

数年前、たばこの保湿剤としてジエチレン・グリコールの使用が大きな問題となりましたが、添加物《てんかぶつ》の問題も見過《みす》ごすことができません。日本たばこ産業では「企業秘《きぎょうひ》密《みつ》」という理由で、たばこに使用している添加物の内容を一切《いっさい》明らかにしておりませんが、これも燃焼《ねんしょう》することによって、有害なガスを発生させることを専門家は指摘しています。

日、英たばこにダイオキシン多い

たばこに含まれるダイオキシンなど毒性有機塩素化合物の量は、銘柄によって大きく異なり、中国の製品に比べて英国製品で約八倍、日本のたばこでも約三倍に達するケースのあることが、福岡県保健環境研究所の調査で分かった。

最も毒性の強い「二、三、七、八—四塩化ダイオキシン」が英国製で平均一・七ピコグラム、米国製で同一・二ピコグラムと微量ながら検出されたのに対し、中国のたばこでは全く検出されなかった。

中国のたばこを一として、PCBやダイオキシンなど毒性の総合評価を行うと、英国が七・六、台湾が六・七、日本のたばこは三・三と比較的高水準となっている。（『東京新聞』一九九四年十一月二十四日付より抜粋）

米たばこ巨額賠償評決に驚き

喫煙により肺がんなどになったとしてたばこ会社を訴えていたアメリカ・フロリダ州の集団訴訟で、マイアミの高裁陪審団は七月十四日、フィリップ・モリスなど大手たばこ会社五社に、総額一五兆六〇〇〇億円の懲罰的賠償金の支払いを命じる評決を下しました。

原告の要求に沿った巨額な賠償金支払いの評決が出たことでアメリカでは、たばこメーカーへの逆風が一段と強まりました。この評決を聞いたCNNテレビの法律専門家は「天文学的な数字だ」と叫んだそうです。この金額は、たばこメーカー五社の資産合計額の約十倍の数字で、メーカー側弁護士は早速控訴の方針を表明しました。

今回の原告は三人で、いずれも喫煙を原因としたがんに体を蝕まれ、一人はすでに亡くなっています。たばこの健康被害に対するメーカーの責任を問う訴訟は五〇年代からありましたが、ほとんど会社側の勝訴に終っていました。

ところが、その流れはＰＬ（製造物責任）の考え方が浸透してきた九〇年代になって大きく変わり、今回の巨額賠償評決につながったと考えられます。

米政府は、ロックハート報道官が記者会見で、「たばこ会社は製品の生産、販売の方法に責任を負うべきだ」との認識を示し、「毎日三〇〇〇人以上の未成年者がたばこを吸い始め、そのうち三分の一が早死にする。たばこによる健康被害は、恐らくこの国で最も深刻な健康問題だ」と強調しました。

原告側弁護士のスタンレー・ローゼンブラッド氏は「ついに罰が下される日がきた。金額が問題だったのではない。たばこメーカーの正体を明らかにすることが大切だった。和解に向けて話し合うことも可能だが、先方が望まないというならそれでも構わない。二年間にわたった陪審員、判事らの熟慮が控訴審で覆されることはないと信じている」と自信たっぷりに語っていました。

日本の「たばこ病訴訟」でも、ＪＴ等の責任を厳しく問う判決を下して欲しいものです。

葉たばこ栽培用の主な農薬（薬品名）

《うどん粉病》
カリグリーン水和剤、ポリオキシンＡＬ水和剤、ユニテクト水和剤、バイトレン５水和剤、トリフミン水和剤、サプロール乳剤、ラリー水和剤、ダコニール一〇〇〇水和剤、サンヨール乳剤、ストロビーフロアブル、ＮＦ―１４９顆粒水和剤、サンリット水和剤、モスピラン粒剤、武田オルトラン粒剤、ディ・トラペックス油剤、フジワン粒剤

《わき芽抑制剤》
コンタクト乳剤（デシルアルコール剤）、エキガゾール乳剤（ベンディメタリン剤）

《肥料・土壌改良材》
テンポロン、パフォームソイル、アグリ888、デカエース1号、ＰＧＰＦ資材

《苗床・本畑資材》
ブラックココ、ニッテンＥＥ培土、エコ・パーム・ポット、セルグリーン、エコローム・ＦＣ、ビオマルチ、ビタンＡ、ＨＢ―１０１

Q21 近くにいるとなぜけむいのですか?

喫煙している人の側にいると、目がチカチカしたり、鼻が痛くなることがあります。また喫茶店でも、頭が痛くなるときもありますが、どうしてですか?

たばこの煙、とくに副流煙には多量のアンモニアが含まれています。このアルカリ性の煙が、目や鼻を強く刺激《しげき》しています。

たばこを吸う人と同じ環境《かんきょう》に居《い》る人は、その煙で汚染された空気を吸わされています。置《お》きたばこや手に持った状態《じょうたい》から立ち上る煙を「副流煙」といい、この煙の中にはアンモニアを筆頭に、目や鼻やのどを刺激する化学物質がたっぷりと含まれていることは、すでにQ18でご説明しました。

これらの有害物質が、喫煙者よりも非喫煙者の方に、敏感《びんかん》に反応します。

たばこの煙が充満《じゅうまん》する部屋に居る人は、かなり受動喫煙の被害《ひがい》を受けています。新幹線の喫煙車両内《きつえんしゃりょうない》は、たばこの煙と臭《にお》いがただよい、本人はもとより非喫煙者の健康を大きく脅かしています。

航空機では、現在ほとんどの国で国内線《こくないせん》、国際線を問わず全面禁煙《ぜんめんきんえん》となっています。

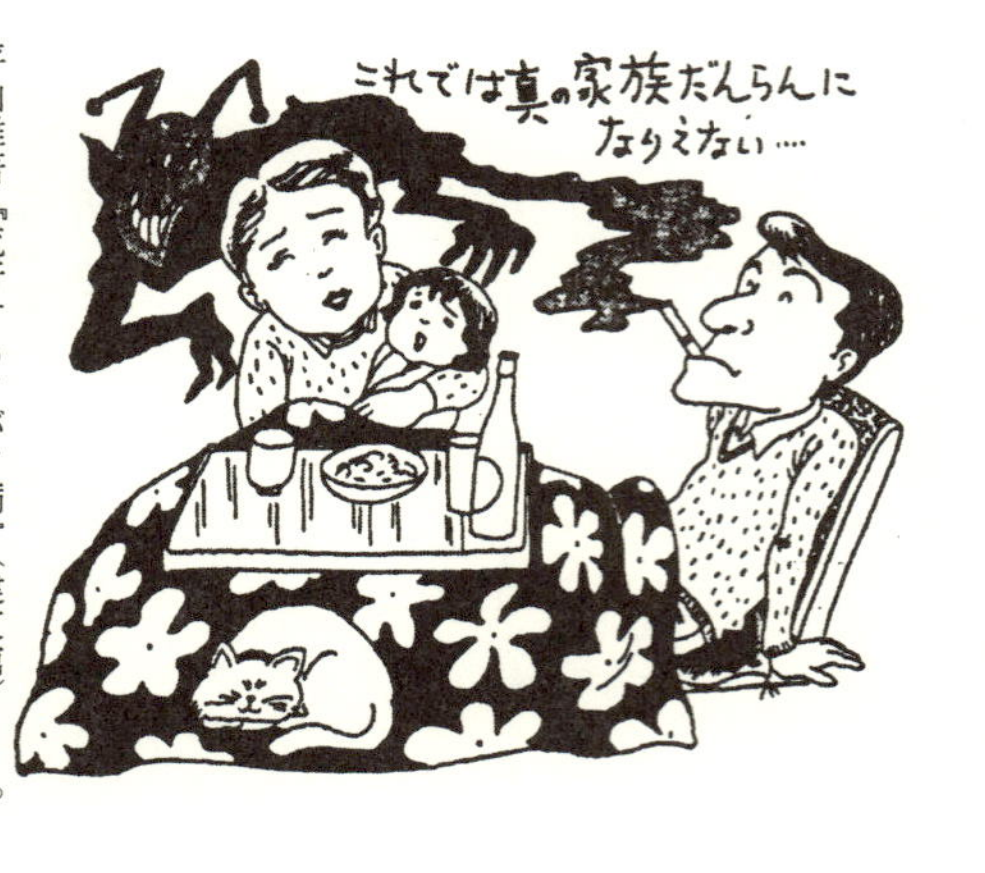

平山雄著『流行するタバコ病』（健友館）より。

これなども密閉空間《みっぺいくうかん》のたばこ汚染から乗客《じょうきゃく》を守るためにとられている処置《しょち》で、これは非喫煙者だけではなく、喫煙者からも支持が得られています。

静岡の市民団体が調べたアンケートでは、喫煙者自身も他人のたばこが迷惑だ、という面白《おもしろ》い調査結果が出ています。職場《しょくば》や乗《の》り物やレストランなどで、決して副流煙が自分の鼻先《はなさき》にこないような吸い方、置き方をしているスモーカーが多いことでも、これは証明《しょうめい》されています。たばこの煙が充満している所では、喫煙者本人でさえも煙いと感じているのですから、ノンスモーカーがまばたきの回数が急に増えたり、涙《なみだ》が出てきたり、鼻がツーンと痛くなったりするのは当然の話です。

このような状態を解決《かいけつ》するには、「分煙《ぶんえん》」とするしか方法はありません。

まばたきの回数はどうふえていくか

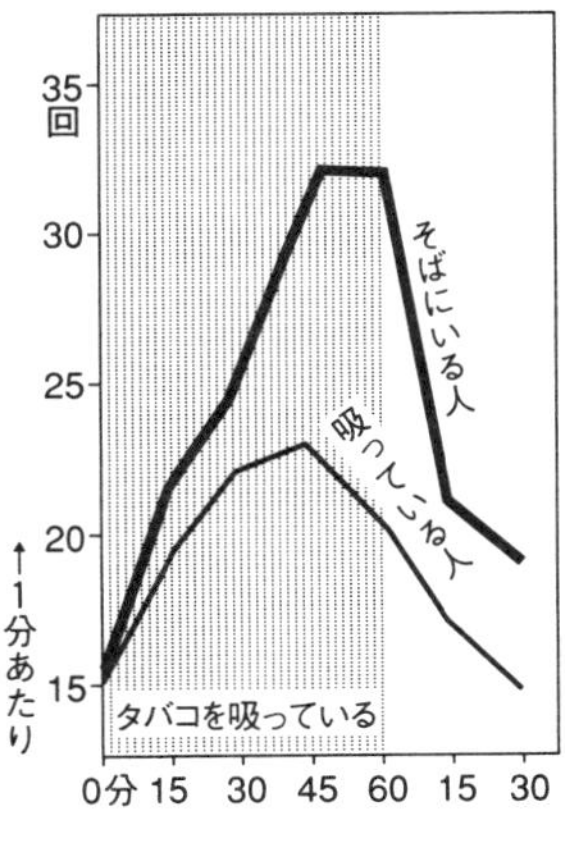

（『暮らしの手帖』一九八二年七・八月号より）

Q22 無煙たばこなら害は少ないのですか?

以前、大リーグの野球選手が、頬を膨らませてプレーしていたのを見たことがありますが、それが「無煙たばこ」だったのでしょうか?

噛《か》みたばこ、嗅《か》ぎたばこなどが「無煙たばこ」と呼ばれていますが、これにもニコチンが多量に含まれており、有害性には変わりありません。

無煙たばこには、いろいろなタイプがありますが、最近外国で問題になっているのは、「噛みたばこ」や「かぎたばこ」です。「噛みたばこ」や「かぎたばこ」は、アメリカなど先進国で若い世代に広がり、煙は出なくともニコチンが多量に含まれていることから、口腔《こうくう》がんや舌《ぜつ》がん、副鼻腔《ふくびくう》がんなどが多く発生することに変わりなく、政府、医学団体ともその規制を強力に呼びかけています。

たばこ問題の解決をめざす世界会議《せかいかいぎ》が、一九八七年までは「喫煙と健康世界会議《けんこうせかいかいぎ》」(World Conference on Smoking and Health) でしたが、九〇年代後半からは「たばこか健康か世界会議」(World Conference on Tobacco or Health) と変わったのも、この「無煙たばこ」の問題が広がってきたためで、世界会議でもとくにセッションを設けて、真剣《しんけん》な議論

インドの口腔がん

インドではビンロウ樹の実、石灰、タバコなどを混ぜて噛む習慣があり、口腔がんが異常に多く、問題になっています。スリランカの北部にあるジャフナはタバコの産地として有名ですが、インドのケララ州ではこのジャフナ・タバコが広く消費され、口腔がんが非常に多く発生しています。

野球選手と噛みタバコ

以前、米大リーグの選手の中に、噛みタバコを常用する選手がいました。バッターボックスで相手投手の球を待ちなが

が行なわれています。

また、WHOでも「無煙たばこ」が若い世代に拡《ひろ》がるのを恐《おそ》れ各国の厳しい規制をうながしています。シガレット・タイプの無煙たばこにもニコチンが含まれており、未成年がこれで喫煙の習慣《しゅうかん》がつき、やがて本物のたばこに移行《いこう》する可能性を考えると、やはり政府や医学団体は、吸わない啓蒙活動《けいもううんどう》と規制を実施すべきです。

噛みたばこ

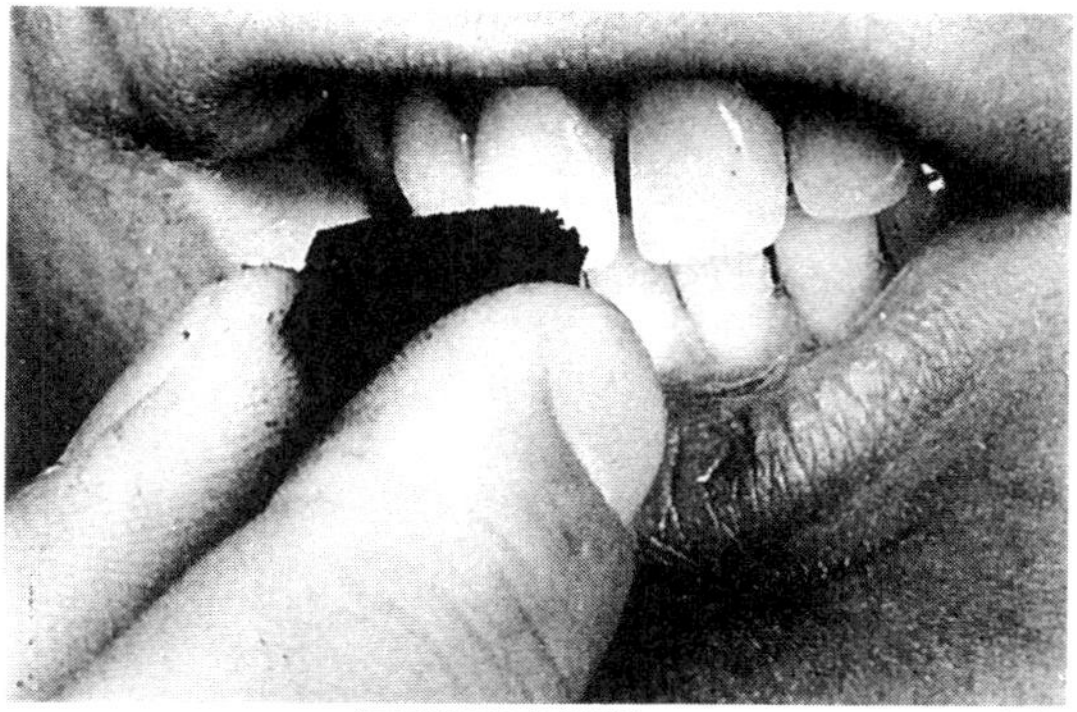

IOCU（国際消費者機構）"SMART Promotion"より

ら、クチャクチャやっている姿をよく見掛けたものです。そして、その選手のファンだった少年たちが、それを真似して口腔がんや舌がんになってしまい、大きな社会問題となりました。九〇年頃からは「一流のスポーツ選手は噛みタバコも吸わない」ことが徹底され、最近ではほとんど姿を消したようです。

Q23 妊娠中の喫煙は赤ちゃんに影響が出るのですか？

妊娠中の女性が、公園のベンチや駅のホーム、病院の喫煙室などでたばこを吸っているところをよく見ますが、胎児に悪い影響はないのでしょうか？

妊娠中《にんしんちゅう》の喫煙は、非常に危険な行為《こうい》です。流産《ちゅうざん》、早産《そうざん》、死産《しざん》が増え、未熟児《みじゅくじ》の誕生《たんじょう》が増えてしまいます。

おなかの赤ちゃんにとって母親の喫煙は、「密室殺人《みっしつさつじん》」にもつながる、たいへんな行為なのです。もし妊娠中にたくさんのたばこを吸っていた場合には、流産、死産が増えることが証明されています。また、未熟児が誕生する率も高くなり、出生後の長い年月やあるいは全生涯《ぜんしょうがい》にわたって、肉体的《にくたいてき》にも精神的《せいしんてき》にも悪影響を及ぼすことが明らかとなっています。とくに先天異常《せんてんいじょう》の発生は問題で、生まれた子供にとって、そして親にとっても、一生取り返しがつかない悲劇《ひげき》となってしまいます。たとえばイギリスの調査では、心臓疾患《しんぞうしっかん》の子どもが生まれる率は一〇〇〇例の非喫煙の母親からの四・七人に比べて、常習喫煙の母親では七・三人と五〇パーセントも多くなっています。

妊婦の喫煙量と出生児の体重

1日喫煙本数（本）		0	1～5	6～10	11以上
平均在胎週数（週）		39.3	39.3	39.1	39.0
平均体重（g）	男女	3139.8	3137.3	3020.0	2994.7
	男児	3177.9	3174.1	3147.2	3075.2
	女児	3100.3	3095.9	2866.1	2924.2

斎藤「日本公衆衛生雑誌」vol.38No.2 1991

出所）斎藤麗子著『たばこがやめられる本』（女子栄養大学出版部）。

また、アメリカにおける女性医療業務従事者《いりょうぎょうむじゅうじしゃ》一〇〇〇人以上の調査報告でも、たばこの本数に比例して、流産や先天異常発生率が高くなっていることが判明しています。

この他、多くの国で妊娠中のたばこは胎児《たいじ》に悪影響を与えていることが確認されており、家庭での教育はもちろん、学校教育や社会教育の中での喫煙防止のための啓蒙活動が重要な課題となっています。

たばこの煙の中で、とくに注目されている物質はニコチン、一酸化炭素、青酸《せいさん》ガス、ベンツピレンなどで、急性《きゅうせい》および慢性《まんせい》の両面から、胎児の発育阻害《はついくそがい》が明らかにされています。

ニコチンは、直接および間接的に胎児の循環器《じゅんかんき》、呼吸器《こきゅうき》、神経系《しんけいけい》、内分泌系《ないぶんぴけい》の働きに悪影響を与え、胎児の正常な発達を脅《おびや》かしており、同時に一酸化炭素の関与《かんよ》も重大問題です。

イギリスのブリストル大学エバンス博士らは、五歳から十歳の小学生一万人を対象に調べたところ、妊娠中も喫煙を続けた母親から生まれた子供は、小学生になっても授業《じゅぎょう》に集中できず、また非行《ひこう》にも走りやすく、気管支炎《きかんしえん》などの病気にもかかりやすいことを発表しています。

妊娠中の喫煙は、成長期《せいちょうき》の子どもの肉体的発育《にくたいてきはったつ》だけではなく、精神的にも悪影響を及ぼしていると結論付けています。

妊婦と夫の喫煙と
低出生体重児の頻度

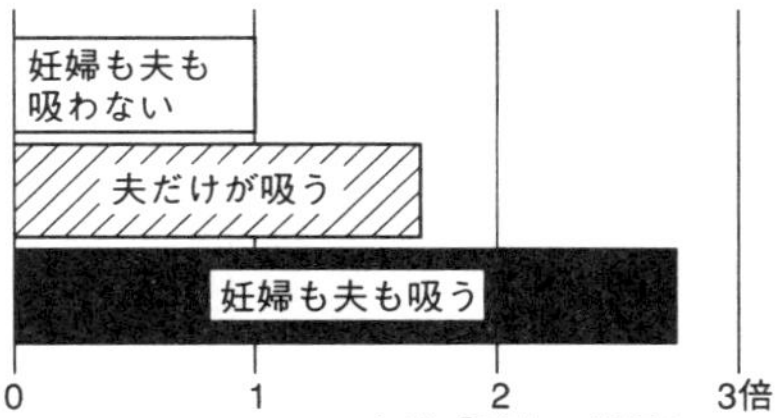

中村「厚生の指標」1988

出所）斎藤麗子『たばこがやめられる本』（女子栄養大学出版部）。

喫煙・受動喫煙妊婦の
毛髪中ニコチン濃度

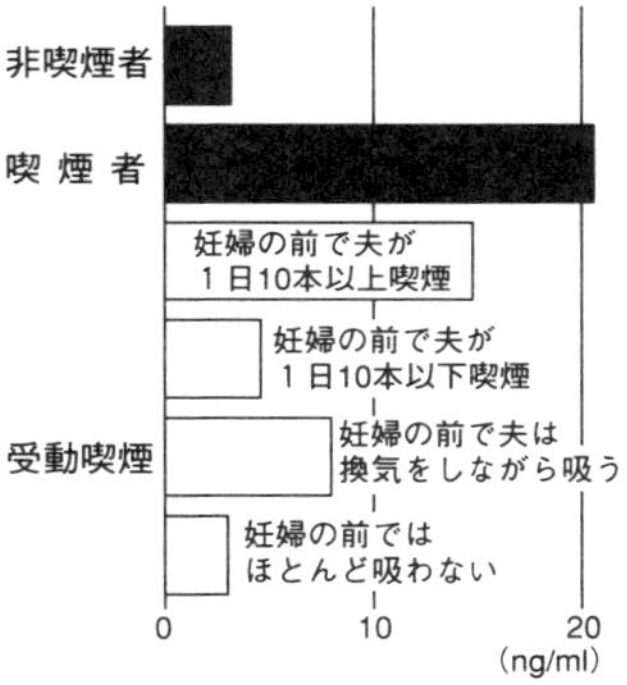

Q24 子供のぜんそくもたばこに関係あるの?

子供と手をつないだ父親がたばこを吸っている姿や、母親が幼児の側で吸っているケースもよく見かけますが、子供に影響はないのですか?

幼児や家族のぜんそくの最大の原因が、父親、母親のたばこであることが多くの調査で判明しています。工場《こうじょう》の煙突《えんとつ》から出される煙や自動車《じどうしゃ》の排気ガスが大気汚染の原因であり、呼吸器疾患《こきゅうきしっかん》の重大な要因であることは常識となっています。

四日市市《よっかいちし》や川崎市《かわさきし》、千葉市《ちばし》で起こされた公害訴訟《こうがいそしょう》では、石油コンビナートや火力発電所《かりょくはつでんじょ》からの排出ガスが、多くの公害患者《こうがいかんじゃ》を生みだし、環境を犠牲にした高度経済成長《こうどけいざいせいちょう》のツケが大きな社会問題となりました。また、大都市の幹線道路周辺《かんせんどうろしゅうへん》でも、自動車の排ガスによる呼吸器疾患が激増《げきぞう》しています。

これらの都市型大気汚染《としがたたいきおせん》や家庭の暖房《だんぼう》などと複合して、空気汚染の原因となっているのがたばこの煙です。小児ぜんそくは、親の喫煙、とくに一緒に過ごす時間の多い母親のたばこが、最大の原因となっているケースが多いのです。

ペットを飼《か》っている家庭も非常に多くなっていますが、ヒトだけではなく、犬も猫

ぜんそくとたばこ

ぜんそくは、患者本人はもちろん、見守っている家族も息苦しくなるほど辛い病気です。米メイヨークリニックの報告では、二歳から十六歳までの四〇〇例の患者を調べた結果、家庭内受動喫煙がある場合は六七%、ない場合は二六%となっていました。また、治療効果を妨げないために禁煙をすすめた結果、これに従った場合の軽快率は九〇%に達したのに対し、喫煙を継続していた場合には二

も小鳥もたばこの煙には弱いので、もし夫や妻や子どもやペットを愛しているのであれば、部屋の中での喫煙は直ちにやめるべきでしょう。

最近、ベランダスモーカーとか、ガーデンスモーカー、そしてホタル族という言葉がよく聞かれるようになりました。妻や子供から責《せ》められて、狭い家の中では今までのように勝手にたばこを吸うことができなくなり、外で吸うことにしたのでしょう。

ところが一歩外に出てしまうと、そのような配慮《はいりょ》を忘れてしまい、歩行喫煙《ほこうきつえん》や職場での喫煙は以前と同じ、という喫煙者も多いようです。この際、家族のぜんそくなどの危険性だけではなく、周囲の非喫煙者の健康も視野《しや》に入れていただき、少なくとも人前《ひとまえ》ではたばこを吸わない道を選択していただきたいと思います。

しかし、本人の健康も考えた場合、やはり禁煙がベストなのですが……。

七%どまりと、非常に低い数字となっていました。

子供のぜんそくをなくすには、①子供の寝室では喫煙しないこと②子供と同乗している自動車の中では喫煙しないこと③子供の遊んでいる部屋では喫煙しないこと――この三つが重要ですが、一番良いのは、直ちに禁煙することであるのは言うまでもありません。

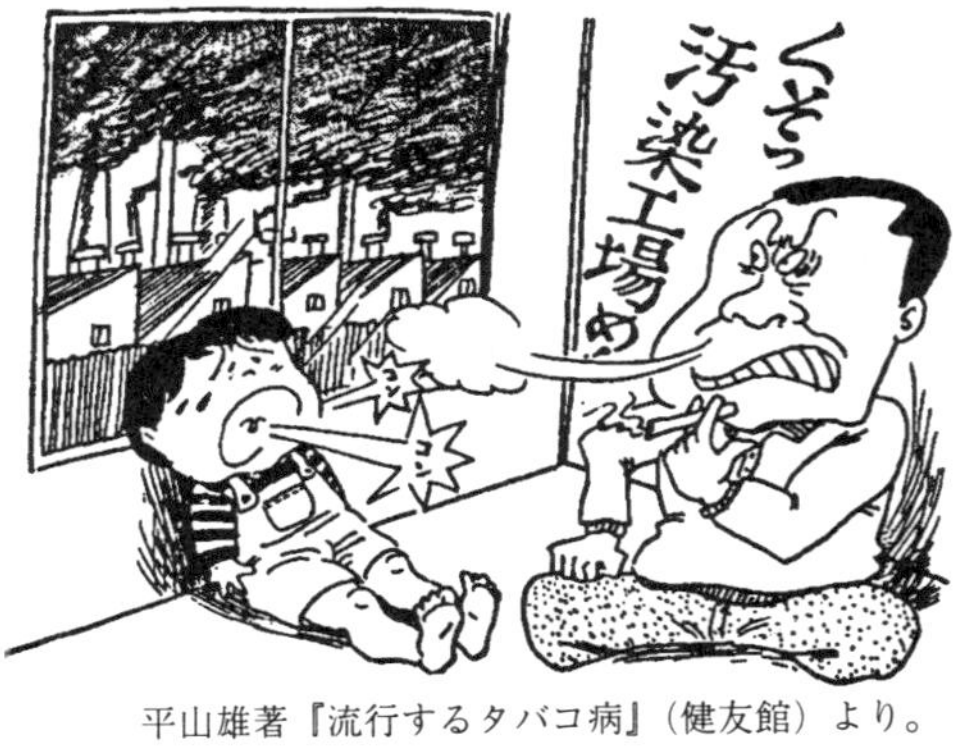

平山雄著『流行するタバコ病』（健友館）より。

Q25 たばこを食べて赤ちゃんが死んだ!?

新聞やテレビのニュースで、赤ちゃんや幼児の誤飲、誤食がたびたび報じられていますが、被害はどのような状況となっているのでしょうか?

赤ちゃんの誤飲《ごいん》・誤食《ごしょく》の事故《じこ》は、毎年多くの件数を数えています。這《は》って歩けるようになれば、薬、洗剤、アルコールその他身近な家庭用品《かていようひん》など、とにかく自分の手の届くところにあるものは、何でも口に入れてしまうのが赤ちゃんの特性《とくせい》です。

アメリカの調査では、赤ちゃんのたばこ誤飲は全体の〇・五パーセントとなっています。しかし、日本では、筑波大学《つくばだいがく》で一九八二年から「中毒センター」を常設《じょうせつ》し電話相談などを受け付けていますが、毎年最も多いのがたばこの誤飲で、一五パーセント以上にものぼり、アメリカの三十倍という数値です。たばこ問題に甘いわが国の実態が浮《う》き彫《ぼ》りにされています。

さて、大人でもたばこを三本程度食べてしまえば、死亡するといわれています。これはたばこに含まれている「ニコチン」の影響です。

実はニコチンは青酸《せいさん》カリと並ぶほど強い毒物《どくぶつ》なのです。このような恐ろしい事実が、

子の誤飲　たばこ二十年連続ワースト1

子どもが家庭内で起こす誤飲事故のうち、半数がたばこを飲み込んだものであることが十五日、厚生省の調査でわかった。また、事故の四割は保護者がそばにいた。厚生省は「保護者が近くにいる、いないにかかわらず、乳幼児は身の回りのものを分別なく口にいれてしまう。乳幼児の手の届く範囲に口に入るものは置かないようにしてほしい」と注意を促している。

皮膚科八病院、小児科八病院の協力を

あまり知られていないのが残念《ざんねん》です。赤ちゃんや幼児の場合、たった一本のたばこでも、たいへんな事態《じたい》となります。筑波の中毒《ちゅうどく》センターでは、相談があった場合、直ちに水を飲ませ、のどに指を入れてたばこを吐《は》き出すよう指導《しどう》しており、大事《だいじ》に至《いた》らない前に食い止めているようです。

　しかし、家の中にたばこがなければ、こんな問題は起こりません。最善《さいぜん》の道はやはり親がたばこを買わない、吸わないことではないでしょうか。


得て、調査した。それによると、昨年度の子どもの誤飲事故は七四七件あり、たばこが三六八件と半数を占めた。たばこは二十年連続で第一位だ。

　内訳は、たばこそのものが二二四件、吸いがらが一二八件、溶液一三件など。親が目を離したすきに灰皿から吸いがらや水を飲んだり、水を入れて灰皿にしていた空き缶の中身を飲んだりした事例も報告されている。

　年齢別では、三分の二が六～十一カ月の乳児で、十二～十七カ月までの幼児を合わせると約九割を占めた。乳幼児の場合、たばこ一本を食べると危険とされている。（『朝日新聞』二〇〇〇年二月十六日付より）

Q26 たばこが火災の原因になっている?

以前、東京・赤坂のホテルで大きな火事があり、多数の死者が出ましたね。たばこの火の不始末による年間の火災件数・死者はどのくらいあるのですか?

たばこの火の不始末による火災《かさい》は、毎年上位を占めています。わが国の全火災のうち、約六件に一件がたばこが原因となっています。

喫煙に関する社会問題のひとつに「火災」があります。日本でもっとも大きな事件となったのは、一九八二年の東京・赤坂のホテル・ニュージャパンの火事《かじ》でした。当時、同ホテルのオーナー横井英樹《よこいひでき》氏の経営姿勢《けいえいしせい》とか、スプリンクラーが順調《じゅんちょう》に作動しなかったとか、安全性《あんぜんせい》を無視《むし》した設備の問題とかが、マスコミを賑《にぎ》わせました。もちろん横井氏の横柄《おうへい》な態度《たいど》には、多くの国民が怒《いか》りを感じたと思いますが、この惨事《さんじ》の原因はイギリス人宿泊客《しゅくはくきゃく》のたった一本の寝《ね》たばこで、ホテルを全焼《ぜんしょう》させ、三三人の犠《ぎ》牲者《せいしゃ》を出してしまったのです。

わが国の全火災のうち、約六件に一件がたばこの火の不始末です。寝たばこや歩行喫煙のポイ捨て、車の窓からのポイ捨て、くず篭《かご》への投げ入れ、灰皿《はいざら》の不始末など、毎日必ずどこかでたばこの火の不始末が原因で火災が発生しています。

一九九〇年の一月には大阪府枚方市《おおさかふひらかたし》で、消防署《しょうぼうしょ》が火事を起こし、化学車《かがくしゃ》とポンプ車など六台が出動《しゅつどう》し消火《しょうか》にあたりました。幸いボヤで消し止めましたが、これも署員《しょいん》のたばこの火の不始末だったことが明らかとなっています。新聞では、付近の住民が「消防署から火事を出すとは……」とあきれ返った談話《だんわ》が掲載《けいさい》されています。

外国でも、一九八七年秋、ロンドンの地下鉄で一本のたばこからエスカレーターが燃え、三十数名の死者を出した大惨事《だいさんじ》がありました（この火災が引き金となって、八八年以降、都営地下鉄《とえいちかてつ》と営団地下鉄《えいだんちかてつ》が「終日全面禁煙《しゅうじつぜんめんきんえん》」を実現させました）。

この他、日本ではよく大きな山火事《やまかじ》が発生しますが、私の推定《すいてい》では、八割以上がたばこの火の不始末が原因ではないかと考えており、家屋《かおく》や森林《しんりん》の火災と合わせて、損《そん》害額《がいがく》は膨大なものになっています。

また「人の命は地球より重い」という言葉がありますが、多くの人がたばこの火災で亡くなっていることを考えれば、単に損害額《そんがいがく》が多いとか少ないとかの議論ではありません。

たばこの税収《ぜいしゅう》ばかりに目を奪《うば》われずに、政府や自治体《じちたい》、関係機関《かんけいきかん》がもっと熱意を持って喫煙規制対策に取り組むべきではないでしょうか。

主な出火原因別の出火件数と損害額

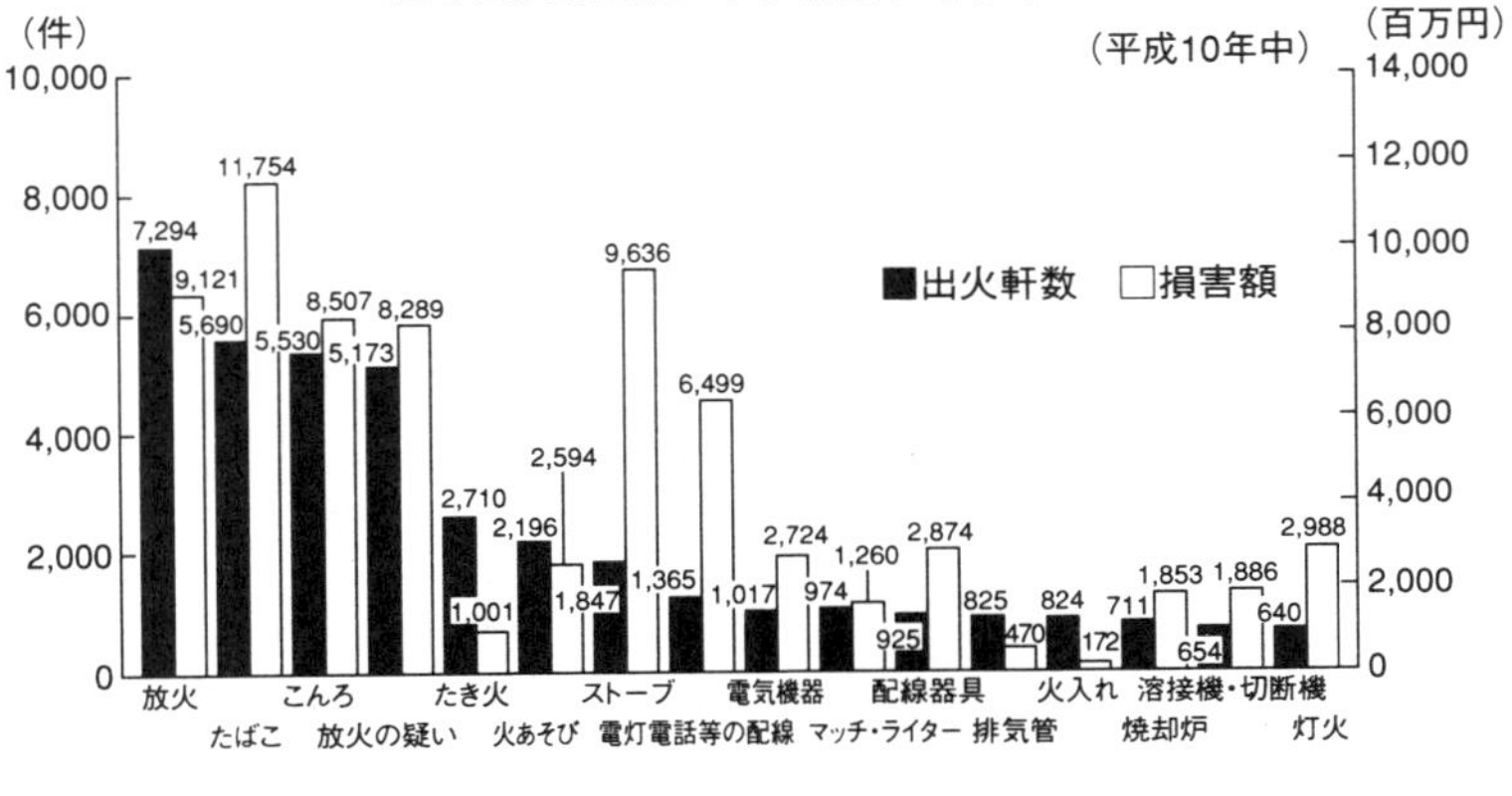

（『消防白書』平成十一年度版より）

Q27 たばこは「個人の趣味・嗜好」といわれてますが……

多くの人が、やめたいと思いながら吸っていると聞きました。そうすると「趣味」や「嗜好」というのは適切な表現ではないような気がするのですが……。

「やめたい」と思いながら吸い続けているのがたばこです。他の趣味《しゅみ》や嗜好《しこう》でこのようなことはまったくありません。

私は、何とかこの考え方、捉《とら》え方をなくしてもらいたいと考えています。元ヘビー・スモーカーとして、当時を思い出してみると、毎日毎日やめたい、やめたいと思いながらたばこを吸っていた苦《にが》い記憶《きおく》があります。このような「やめたい」と思いながら続けている、「趣味《しゅみ》」や「嗜好」が他にあるでしょうか。

たばこは、ニコチンの強い習慣性《しゅうかんせい》・依存性《いぞんせい》によって「やめたい」と思っていても、なかなかやめられない商品《しょうひん》なのです。このようなことから、私は喫煙という行動を「趣味」や「嗜好」と捉えることに疑問《ぎもん》を持っています。

各種世論調査や意識調査《いしきちょうさ》によれば、喫煙者の約七割が禁煙願望《きんえんがんぼう》を持っていることが明らかとなっています。また、医学・心理学《しんりがく》を組み合わせた専門的な調査では、九五

「愛煙家」は「哀煙家」

「肩身が狭い愛煙家」「追いつめられた愛煙家」……ここ数年、マスコミでしばしばお目にかかる言葉です。

海外諸国や民間企業が厳しい規制対策を打ちだしたり、航空機や他の交通機関の禁煙対策が大きく報道されるたびに、このような表現にお目にかかります。

しかし「愛煙家」はどれだけ〝真実〟を言い表わしているのでしょうか。

世論調査や企業、自治体のアンケート調査を見ても、七割以上の人が「やめたい」「減らしたい」と考えていることが明らかとなっています。

パーセントの喫煙者が禁煙の意志を持っていることが報告されています。

百歩譲って喫煙を「趣味・嗜好」と考えた場合でも、周囲の人にそれを押し付けてしまう「受動喫煙」の悪影響を考えて欲しいということです。

私たちの趣味や嗜好は数多く存在していますが、他人にそれを押し付けることは問題です。たばこは、自分の書斎《しょさい》とか、公共《こうきょう》の場でも決められた喫煙所で吸ってもらえば、当面《とうめん》私たちはそこまで行って「たばこをやめて下さい」とは言いません。

「趣味・嗜好」という捉え方をなくすには、医師、教師、政治家《せいじか》、企業経営者《きぎょうけいえいしゃ》、作家、評論家、ジャーナリストなど、オピニオン・リーダーの意識を変えてもらうことが大切《たいせつ》で、たばこ問題の「発想の転換《てんかん》」がどうしても必要です。


「やめたい」と思いながら吸っている人を「愛煙家」と言うのは、完全に間違っていると思いませんか。〝哀しい煙の囚われ人〟ならば、「哀煙家」のほうが正しい表現ではないでしょうか。

たばこは趣味・嗜好？


「たばこは個人の趣味・嗜好」という言葉もよく使われます。しかし、たばこ以外に「やめたい」と思いながら続けている趣味や嗜好があるでしょうか。

要するに「ニコチン」という依存性の強い薬物によって、悪習慣を続けさせられているのです。この大前提を無視するところから「追いつめられた愛煙家」とか、「肩身が狭い愛煙家」になってしまうと思うのです。

元ヘビースモーカーの私としては、「ようやく喫煙者も救われる時代となってきた」と言いたいのです。

Q28　若者の方が喫煙率が高いのですか?

最近、駅のホームやゲーム・センター、公園などで、中・高校生が喫煙している姿をよく見かけますが、いったいどのような状況となっているのでしょうか?

最近、成人男性の喫煙率はかなり下がってきました。では、どうしてたばこの販売本数が減らないのか。未成年者《みせいねんしゃ》の喫煙が、ぐんぐん増えているという証拠があります。

日本の喫煙率は、従来、専売公社=日本たばこ産業㈱が独自に行なってきました。それによると成人男性の喫煙率は、一九六六年のピーク時には八三・七パーセントでしたが、一九九九年には五二・一パーセントとなり、二十五年間で約三〇パーセントも低下しています。

二十代から六十代以上で見てみますと、やはり二十代の喫煙率がもっとも高く、女性も近年は同じ傾向です。問題は、二十歳以下の喫煙です。これは昨年まで〝公的《こうてき》〟な調査はまったくありませんでした。理由は「未成年者喫煙禁止法」があり、法的には二十歳未満は吸ってはいけないことになっているためです。

以前私たちは、日本たばこ産業の本社を訪ね、たばこの広告や自動販売機《じどうはんばいき》の規制に

十代の喫煙　肺がん注意!
後でやめてもDNA損傷

【ワシントン六日共同】十代で喫煙を始めると、後に禁煙しても肺がんの要因になるDNAの損傷が消えずに残りやすい、と米カリフォルニア大サンフランシスコ校のジョン・ウィンキー準教授らが七日付けの米国立がん研究所雑誌に発表した。

同準教授らは、米マサチューセッツ州の病院で肺がんと診断された三十五歳から八十八歳の患者百四十三人の、がんに侵されていない部分の肺細胞を検査。遺伝子の本体であるDNAの損傷と喫煙歴

ついて申し入れを行ないました。その際「二十歳以下の喫煙率は、どうなっているのか」と応対した広報課《こうほうか》の課長氏に尋《たず》ねてみました。なんとその答えは「未成年者は吸っていません」というもので、思わず私たちは顔を見合わせて苦笑《にがわら》いをしたものです。

もちろんこの課長氏の答弁《とうべん》は、事実に反するものであることは常識《じょうしき》で、最近では「新しい七・五・三」といわれているように、高校生《こうこうせい》の七割、中学生《ちゅうがくせい》の五割、小学生《しょうがくせい》でも三割が喫煙経験者という数字が、禁煙教育《きつえんきょういく》に熱心《ねっしん》な先生や医師の調査で判明しています。そのうち、それぞれ約半数程度の〝常習《じょうしゅう》喫煙者〟が存在するという指摘があって、若い世代の喫煙は大きな社会問題となっています。実際、予備校生《よびこうせい》や大学一、二年生などは、九割以上が未成年ですが、ここ数年喫煙率は上昇の一途《いっと》を辿《たど》っているようです。

とくに最近問題となっているのは、アメリカのたばこが、駅の看板《かんばん》、電車の中吊《なかづ》り、雑誌広告《ざつしこうこく》、各種イベント、林立《りんりつ》する自動販売機《じどうはんばいき》などでぐんぐんシェアを伸ばし、対抗する日本たばこ産業の戦術《せんじゅつ》も完全にヤングをターゲットとしていることから、未成年、若い女性の喫煙がウナギ登りとなっています。

「日・米たばこ戦争」の最大の犠牲者《ぎせいしゃ》は、次代《じだい》を担う若い世代なのです。

の関係を調べた。

百四十三人のうち五十七人は肺がんと診断された当時も喫煙中。七十九人は以前に喫煙したことがあり、七人はたばこを吸ったことがなかった。

ＤＮＡの損傷個所が最も多かったのは喫煙中の患者。喫煙歴がない患者に比べて平均八倍も多かった。

以前に喫煙していた患者はこの中間だったが、喫煙期間や喫煙量に関係なく、たばこを吸い始めた年齢が若いほど損傷の多いことが判明した。

特に十五歳未満でたばこを始めた場合は損傷が多く、喫煙したことがない患者に比べ約五倍も損傷があった。

十五歳から十七歳の間に喫煙を始めた場合でも、損傷箇所が非喫煙者の約三・六倍あった。

ＤＮＡの損傷は、たばこに含まれる発がん成分が原因で起こると考えられるという。（『東京新聞』一九九九年四月七日夕刊より）

表1　日本のたばこ販売本数、喫煙者数、喫煙本数（1978～1999年）

	1978	1979	1980	1981	1982	1983	1984	1985	1986	1987	1988	1989	1990	1991	1992	1993	1994	1995	1996	1997	1998	1999
ⓐ総販売本数（億本）	3014	3069	3040	3121	3151	3117	3126	3108	3084	3083	3064	3138	3220	3283	3289	3326	3344	3347	3483	3280	3366	3322
成人喫煙者率（男性）	74.7	73.1	70.2	70.8	70.1	66.1	65.5	64.6	62.5	61.6	61.2	61.1	60.5	61.2	60.4	59.8	59.0	58.8	57.5	56.1	55.2	54.0
同　（女性）	16.2	15.4	14.4	15.3	15.3	15.4	14.0	13.7	12.6	13.4	13.1	12.7	14.3	14.2	13.3	13.8	14.8	15.2	14.2	14.5	13.3	14.5
喫煙者数/万人（男性）	2869	2839	2756	2808	2804	2673	2678	2675	2611	2597	2614	2643	2651	2715	2712	2719	2716	2736	2708	2669	2647	2608
同　（女性）	664	638	602	646	660	585	612	606	563	604	598	587	668	672	637	670	727	755	714	736	681	749
喫煙本数/日（男性）	24.3	24.2	24.6	25.0	25.1	24.9	24.9	24.6	24.9	24.9	24.7	25.0	24.7	25.1	24.4	24.8	24.9	24.9	24.3	24.1	24.1	24.1
同　（女性）	15.9	16.0	15.7	15.9	16.9	16.3	16.7	17.1	16.4	17.4	16.2	17.3	18.1	17.7	17.2	17.2	17.1	17.2	17.4	17.1	17.1	17.1
成人男性総本数（億本）	2545	2508	2475	2562	2569	2429	2434	2402	2373	2360	2357	2411	2390	2487	2415	2461	2468	2487	2402	2348	2328	2294
成人女性総本数（億本）	385	373	345	375	407	348	373	378	337	384	354	371	441	434	400	416	454	474	453	459	425	467
在日外国人本数（億本）	18	18	19	19	19	19	20	20	21	21	21	22	22	22	23	24	25	26	27	28	44	50
ⓑ喫煙総本数（億本）	2948	2899	2839	2956	2995	2796	2827	2800	2731	2765	2732	2804	2853	2943	2838	2901	2947	2987	2882	2835	2817	2811

表2　未成年者の購買（喫煙）本数と総販売本数に占める購買（喫煙）率（推定）

	1978	1979	1980	1981	1982	1983	1984	1985	1986	1987	1988	1989	1990	1991	1992	1993	1994	1995	1996	1997	1998	1999
ⓐ－ⓑ＝未成年者推定購買（喫煙）本数（億本）	66	170	201	165	156	321	299	308	353	318	332	334	367	340	451	425	397	360	601	445	549	511
未成年者の購買率（％）	2.2	5.5	7.0	5.3	5.0	10.3	9.6	9.9	11.4	10.3	10.8	10.6	11.4	10.4	13.7	12.8	11.9	10.8	17.3	13.6	16.3	15.4

データから推定される未成年者の喫煙本数と販売本数に占める率は日本専売公社＝現日本たばこ産業㈱（ＪＴ）が調査し、マスコミに公表したデータより計算（作成・渡辺文学）

Q29 世界各国の喫煙率はどの位ですか？

日本は、先進国の喫煙率と比べてどんな状況となっていますか？　発展途上国と比べてみてどうですか？　また、女性の喫煙はどうなっていますか？

欧米先進国《おうべいせんしんこく》の成人男性喫煙率は、およそ日本の半分程度となっています。しかし、女性の喫煙率はかなり高く、男性とほぼ同じか、国によってはむしろ男性を上回っているという問題を抱えています。

欧米各国の喫煙率は急速に低下しています。大ざっぱに言えば、各国の男性喫煙率は、日本の約半分ということがいえるでしょう。九九年十一月、厚生省《こうせいしょう》が発表した「喫煙と健康問題に関する実態調査」によれば、日本の成人男性の喫煙率は五二・八パーセント、女性は一三・四パーセントでした。一方、JTが、だいたい同じ時期に調査したデータでは、成人男性五四・〇パーセント、女性一四・五パーセントで、ほぼ同じような数字となっています。これを、他の先進国と比べてみますと、男性が約半分、女性はほぼ二倍という数値が出ており、面白い現象となっています。具体的には、アメリカが男性二八・一パーセント、女性二三・五パーセント、イギリスは男性二八パーセント、女性二六パーセント、カナダは男性三一パーセント、女性二九パーセント、オーストラリアが男性二九パーセント、女性二一パーセント、ノルウェーは男性三六・五パーセント、女性三五・五パーセント、スウェーデンは男性二二パーセント、女性二四パーセントなどとなっており、日本が〝先進国〟の中では、男性喫煙率No.1という、恥ずかしい結果となっています。

この数字は、WHOが一九九九年にまとめたデータを基にしています。この問題を考えるとでは、なぜ欧米各国の男性喫煙率が下がってきたのでしょう。この問題を考えるとき、重要なポイントがあります。これはなにも自然《しぜん》に下がってきたわけではありません。政府《せいふ》と医学団体が先頭《せんとう》に立って、たばこの害についての情報提供《じょうほうていきょう》、広告《こうこく》の規制《きせい》や自動販売機の禁止《きんし》、イベントなどのスポンサーの規制、テレビドラマや報道写真《ほうどうしゃしん》の喫煙シーンの規制、たばこ価格の値上《ねあ》げなどの様々な対策が効力《こうりょく》を発揮して、喫煙率を下げてきたと言えましょう。多くのオピニオン・リーダーがたばこを吸わないことも重要な要素となっています。

欧米先進国以外の男性喫煙率も、すでに五〇パーセントを割っている国が多く、日本だけが〝特殊《とくしゅ》な国〟となっているのが残念です。

主な国々の男女喫煙率

【先進諸国の喫煙率】

	男	女
スウェーデン	22.0％	24.0％
ニュージーランド	24.0	22.0
アメリカ	28.1	23.5
イギリス	28.0	26.0
オーストラリア	29.0	21.0
カナダ	31.0	29.0
シンガポール	31.9	2.7
ノルウェー	36.5	35.5
ドイツ	36.8	21.5
イタリア	38.0	26.0
フランス	40.0	27.0

出所）1999年WHO調べ

Q30 WHOでは、たばこに対する基準がないのですか?

マスコミでたばこの問題が報道されるときに、WHOの方針や決議・勧告が話題になりますが、日本はそれをどの程度重要視しているのでしょうか?

WHO（世界保健機関）では、七〇年代の半ばから、すでに何回も喫煙対策の推進《すいしん》を促《うなが》す勧告《かんこく》や決議を出しています。一九八〇年には「喫煙か健康か、選ぶのはあなた」（Smoking or Health, Choice is Yours）というスローガンを定めましたが、一九八八年には、「たばこか健康か、健康を選ぼう」（Tobacco or Health, Choose Health）とWHOのスタンスを明確《めいかく》にしました。

また、一九八九年のWHO総会では「たばこ廃絶《はいぜつ》決議」を採択し、二一世紀までの十年間に、喫煙を大幅《おおはば》に押さえていく姿勢を打ち出しました。その後、毎年のようにWHOでは、たばこ規制対策に積極的な提言、勧告、決議等を行なってきましたが、一九九八年五月、新しい事務局長《じむきょくちょう》にグロ・ハルレム・ブルントラント氏（元ノルウェー首相）が就任してから、一層この姿勢に拍車《はくしゃ》がかかってきました。

ブルントラント事務局長は「たばこ産業は人を殺している。このような企業の広告や宣伝、イベント、自動販売機など、あらゆる拡販政策《かくはんせいさく》を厳《きび》しく規制してゆくことが必要である」と対決の姿勢を強めています。九九年十一月、ＷＨＯは「たばこと健康に関する神戸国際会議《こうべこくさいかいぎ》」を開催《かいさい》し、とくに女性と子供の喫煙を憂慮《ゆうりょ》して、様々な対策を打ち出しました。この会議の決議《けつぎ》・勧告《かんこく》については、後のページに紹介しておきましたので、ご覧下さい。

なお、二〇〇〇年の「世界禁煙デー」に際してＷＨＯは、「Tobacco kills-Don't be duped」（騙《だま》されるな、たばこは人殺しだ）というスローガンを提唱《ていしょう》し、加盟各国に呼びかけました。

WHO世界保健機関による世界禁煙デー（5月31日）スローガン

1988
Tabacco or health : choose health
たばこか健康か―健康を選ぼう

1989
The female smoker : at added risk
プラスされる女性喫煙者への害

1990
Growing up without tabacco
子どもに無煙環境を

1991
Public places and transport : better be tobacco-free
公共の場所や交通機関は禁煙に

1992
Tobacco-free workplaces : safer and healthier
たばこの煙のない職場―もっと安全にもっと健康に

1993
Health services : our window to a tobacco-free world
ヘルスサービス：たばこのない世界を開く窓

1994
The media and tobacco : getting the health message across
メディアとたばこ：健康のメッセージを広めよう

1995
The economics of tobaaco control
想像以上に大きいたばこの損失

1996
Sports and the arts without tobacco
スポーツと芸術をたばこの煙のない環境で

1997
United for a tobacco-free world
手をつなごう！　たばこのない世界をめざして

1998
Growing up without tobacco
無煙世代をそだてよう

1999
Leave the Pack Behind
たばこにサヨナラ

2000
Tobacco kills -Don't be duped
だまされるな―たばこは人殺しだ

たばこ条約原案WHO提示　増税、値上げ求める　来月から交渉

【ジュネーブ三十一日福原直樹】「反たばこ」を目標に二〇〇三年の成立を目指す「たばこ対策国際条約」の原案を毎日新聞は三十一日入手した。WHOが各国に提示したもの。たばこで健康を害した人々への救済措置や、たばこ税増税、広告の制限などを各国に要求し、たばこ撲滅を進める内容だ。

同原案は一七項目。低年齢者の喫煙防止のために、たばこ税の増税とそれに伴う料金値上げを各国に求めたほか、食堂や交通機関、公共ビルでの分煙や完全禁煙▽たばこの広告や街頭頒布、たばこ業者のイベント参加の制限▽たばこ依存症への対策や禁煙政策についての各国の情報交換▽たばこの箱に成分や有害物質であることを明記する――などを各国に提示している。

同条約は「たばこが人を殺す」と主張するブルントラントWHO事務局長の主導で策定の機運が高まり、昨年十一月の「たばこと健康に関するWHO神戸国際会議」で二〇〇三年に同条約の採択を目指すことを示した。このうえでWHOは今週開かれた作業部会で各国に原案を提示。条約の目的について、たばこ撲滅のほか①非喫煙者の受動喫煙からの保護②禁煙したい人への支援③たばこの害について国民に正確な情報を提供する――などと説明した。

（『毎日新聞』二〇〇〇年四月一日付より抜粋）

Q31 たばこの消費量はどうなっていますか？

世界各国がたばこの消費にブレーキをかけていますが、たばこの量は、年間どのくらいの本数が消費されているのでしょうか？

一九九九年の、たばこ消費量《しょうひりょう》は、三三二二億本でした（↓Q28）。JTの調査によれば、一九九五年以降、一人あたり年間消費量は約二千六百本となっており、ほぼ一定しています。喫煙者の一日平均喫煙本数は、男性約二四本、女性約一七本という数字です。

しかし、この数字はあくまで二十歳以上のもので、未成年者の消費量というものは、まったく計算されておりません。私の推定では、少なくとも五〇〇万人以上の未成年者が常習喫煙者となっており、一人が一日に五本と計算しても、二五〇〇万本を上回るたばこが消費されていることになります。一本一〇円として二億五〇〇〇万円ですから、年間九〇〇億円以上の売り上げとなり、その内六割、五〇〇億を越える金額が国と地方自治体の財政収入《ざいせいしゅうにゅう》となっているのです。

「未成年者喫煙禁止法《みせいねんしゃきつえんきんしほう》」という法律《ほうりつ》は、たばこを吸っている本人が罰《ばつ》せられる法律ではなくて、親権者《しんけんしゃ》（親、教師など）や販売者《はんばいしゃ》が罰せられる法律ですから、このような現状を放置している大人社会《おとなしゃかい》が罰せられるべきではないかと、私は考えています。

たばこの消費量を世界の国別に調べたデータがあります（左の表）。各国の一人当たりの喫煙本数を調べたワールド・ウォッチ研究所の資料ですが、先進国の中で、日本が最も多く、年間約二五〇〇本を上回る数字が出されていました。

最も多く吸っている国はギリシャで、約二八〇〇本となっています。

アメリカが二一〇〇本、ドイツ二〇〇〇本、カナダ一六〇〇本、イギリス一四〇〇本、スウェーデン一二〇〇本、ノルウェーはわずか七〇〇本などとなっており、日本は世界第二位で〝銀メダル〟でした（あまり感心できない銀メダルですが……）。

各国の１人当たり喫煙本数（1990年）

デンマーク	1,548
ノルウェー	698
カナダ	1,637
イギリス	1,439
アイルランド	1,771
スウェーデン	1,234
ドイツ	2,004
ニュージーランド	1,821
ベルギー＆ルクセンブルグ	1,532
オランダ	1,532
フランス	1,652
イタリア	1,684
香港	1,281
ポルトガル	1,469
日本	2,533
ギリシャ	2,799
アメリカ	2,140
スペイン	2,138
旧ソ連	1,331
中国	1,408
北朝鮮	1,940
ブラジル	1,088
ジンバブエ	219
ケニア	230
インドネシア	764

Source:World Watch Calculations based on data from USDA & Population Reference Bureau.

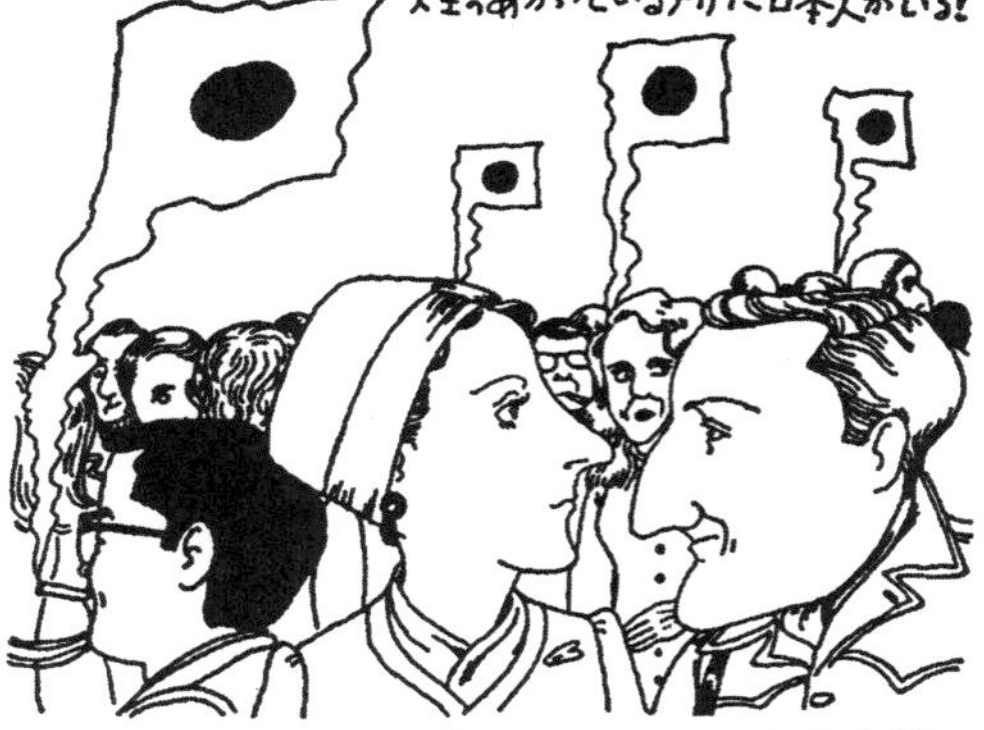

平山雄著『流行するタバコ病』（健友館）より。

Q32 有害なたばこの販売を、なぜ国が許可しているのか？

「百害あって一利なし」と言われているたばこなら、いっそのこと製造・販売の禁止に踏み切ればよいのでは、と思うのですが……。

アメリカ医師会発行の月刊「ＪＡＭＡ」（**The Journal of the American Medical Association**）が喫煙問題の特集を組み、「たばこは実際のところあらゆる場所で毎日合法的殺人《ごうほうてきさつじん》を犯している」と強調しました。

肺がん、肺気腫、心臓病など、たばこ病の流行はいったい誰の責任なのでしょうか。この質問に答えるのはやさしいと思います。なぜなら大変多くの人たちが責《せ》めを共有《きょうゆう》しているからです。たばこ農家《のうか》の人たち、たばこ会社《がいしゃ》の役員《やくいん》・従業員《じゅうぎょういん》、歴代大蔵大臣《れきだいおおくらだいじん》と大蔵官僚《かんりょう》、自動販売機メーカーの役員・社員、国会議員《こっかいぎいん》、県知事や市長、たばこ広告をつくる広告代理店《こうこくだいりてん》、その広告を掲示するＪＲや私鉄《してつ》、地下鉄の経営陣《けいえいじん》、新聞《しんぶん》や雑誌《ざっし》の発行人、その広告に協力している有名人など、間にはさまっている誰もが責められるべきなのです。

要するに巨大産業《きょだいさんぎょう》が日本全体にしみわたっているわけですが、その心臓部には常用者である弱い喫煙者が多数存在しているのです。

医薬や化学薬品の製造や販売においては、安全性に問題があれば、法律や条令でいろいろな規制がなされています。しかし、たばこが安全性に問題があるからといって、法律や条令によって簡単に規制できなかった歴史があります。

「たばこの製造・販売の禁止」というのは、明らかに有効《ゆうこう》ではありません。常用癖《へき》の人が多すぎることに加えて、たばこの栽培《さいばい》と密輸《みつゆ》、密売《みつばい》が極めて容易《ようい》だからです。極刑《きょくけい》を含むような規制手段《きせいしゅだん》もうまくいかないはずです。

この問題の解決には、ノルウェーやスウェーデン、カナダなどがすでに取り組んでいるような「ノースモーキング・ゼネレーションプログラム」（たばこを吸わない世代づくり計画）のような、息長《いきなが》い取り組みが必要です。「教育、啓蒙活動の強化」が、喫煙対策のカギを握《にぎ》っており、「たばこ製造・販売の禁止法案」では、問題の解決にはなりません。

わが国では、明治時代《めいじじだい》から政府自らたばこを製造・販売していた長い専売制度《せんばいせいど》の歴史があります。一九八五年に一応「民営化《みんえいか》」されはしましたが、大蔵省《おおくらしょう》が株式《かぶしき》の七割近くを持ち、また日本たばこ産業の歴代社長《れきだいしゃちょう》は大蔵省の高級官僚《こうきゅうかんりょう》が就任《しゅうにん》していることなどから、国の喫煙規制は及び腰《こし》で、むしろたばこを推進《すいしん》する立場となっているのが実態です。

最近「たばこ」という呼称自体が、ダーティーイメージとなってきたことに気がつ

JTの主要株主リスト（97年9月末）

順位	株主名	株式数（千株）	比率（%）	今買うと（億円）
①	大蔵大臣	1,343	67.1	11,416
②	三菱信託	20	0.9	169
③	住友信託	18	0.9	155
④	社員持株会	15	0.7	124
⑤	東洋信託	13	0.6	112
⑥	第一勧銀	13	0.6	111
⑦	富士銀行	12	0.6	105
⑧	興銀	10	0.5	87
⑨	第一生命	10	0.4	83
⑩	中央信託	9	0.4	79

＊今買うのに必要な金額は1株85万円。

いた日本たばこ産業では、ＮＴＴやＪＲに倣《なら》って「ＪＴ」を盛んに売り込んでいます。また、多角経営《たかくけいえい》を目指して、スポーツクラブの開設、医薬品や清涼飲料水《せいりょういんりょうすい》の製造・販売、ファミリーレストランの経営などに乗り出していますが、やはり本業のたばこの比率は大きく、中高年のたばこ離れをカバーしようと、若い世代を狙った販売戦略を展開しており、政府もそれを黙認しています。

一九九九年十一月、神戸で「たばこと健康に関する国際会議」が開催されました。この会議に、たばこ問題に最も不熱心な国は日本ということで、私たちは本当に肩身《かたみ》の狭い思いをしたのです。たばこは健康問題《けんこうもんだい》であることはもちろんですが、それと同時に政治・経済の問題となっていることも、問題解決へ向けての重要な視点なのです。

Q33 たばこの値段はなぜ安いのですか？

先進諸国と比べ、日本のたばこの値段はかなり安いと言われています。未成年の喫煙を防ぐためにも、価格をもっと高くしてもよいのではないでしょうか？

日本のたばこは、現在、一箱（二〇本入り）で、約二六〇円です。これは、イギリスの八〇〇円、デンマークの六〇〇円、アメリカの四五〇円などと比べて先進国で最も安い値段となっています。

一九六〇年、私が大学を出て就職《しゅうしょく》した年の初任給《しょにんきゅう》は一万三八〇〇円でした。当時私の吸っていたたばこ「ピース」の値段は四〇円（一〇本入）でした。

現在、新入社員《しんにゅうしゃいん》の初任給は約二〇万円と当時の約十五倍位になっています。しかし、たばこの値段は、せいぜい三倍程度にしかなっていません。これは他の物価、たとえばラーメン、食パン、牛乳などの食品や、電車賃、銭湯代《せんとうだい》などと比較して、かなり価格が据《す》え置かれている商品となっています。

実は、たばこの消費を減らす最も有効な方法は、「値上《ねあ》げ」であることが、各国の調査・研究でわかってきました。ＷＨＯや世界銀行《せかいぎんこう》でも、国際会議やここ数年の総会などで、たばこの値上げを喫煙規制対策の重要な柱として提言、勧告しています。

ここにユニークな統計があります。カナダのたばこ価格を一〇〇とした相対的《そうたいてき》な値段で見たものですが、一見して一人あたりの消費本数が価格と反比例《はんぴれい》していることがわかると思います。日本とノルウェーを比べてみると、値段はちょうど一対五、消費本数は五対一となっています。オランダと日本では、値段は二倍、消費量は二分の一となっています。

多分、日本のたばこを一箱五〇〇円にしたら、たばこ消費は半分になるでしょう。七〇〇円にすれば三分の一となるはずです。ということはたばこ病の患者が減って、しかも国や自治体に入るお金はむしろ増える結果となります。

値上げすれば、どうしても吸いたくてお金に余裕《よゆう》がある人だけが吸うことになります。未成年喫煙も大幅に減ってくるでしょう。

多くの人が「やめたい」と思いながら吸っているので、大幅な値上げは禁煙の絶好《ぜっこう》のチャンスとなります。受動喫煙の問題も相当解決します。また、ポイ捨てが減り、街がきれいになり、火災が減り、清掃費《せいそうひ》の節約となるなど、たばこ値上げはいいことづくめです。

しかし、たばこ産業や大蔵省は「値上げ」が、喫煙人口の減少を招くことをよく知っており、従来、非常に小刻《こきざ》みな値上げしかやってきませんでした。

また、国会議員や各政党も「酒、たばこは大衆課税《たいしゅうかぜい》」としか捉《とら》えておらず、世界の

20本入りたばこの小売り価格とたばこ税額の割合

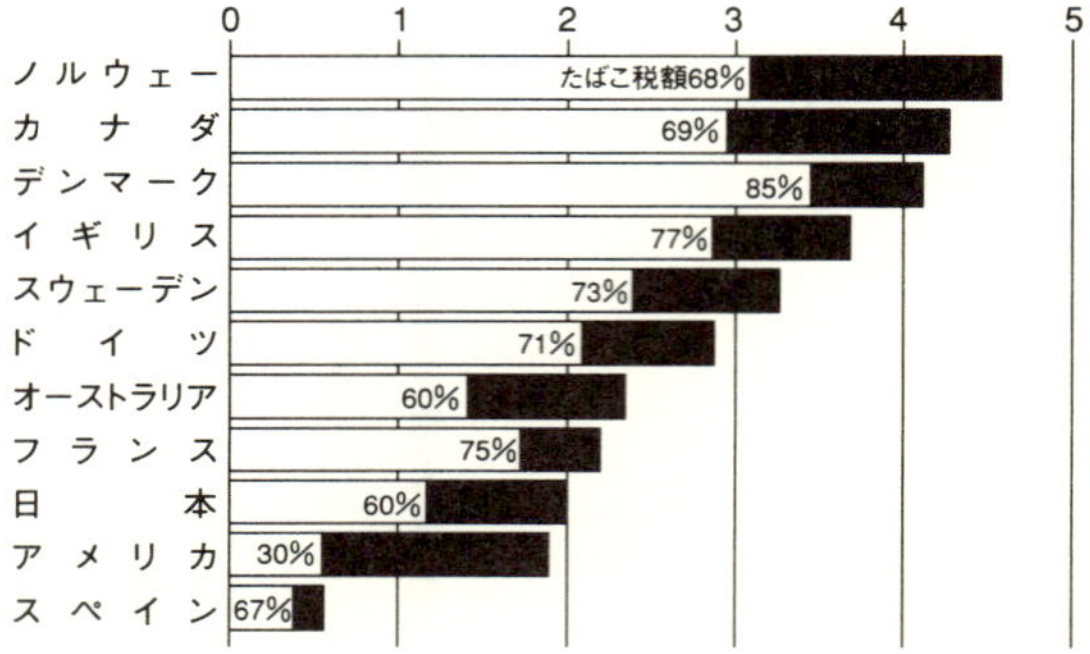

出所）ワールドウォッチ研究所調べ。

国々がたばこの価格を上げる方針を選択していることに理解を示そうとはしておりません。一九八六年に実施された外国たばこの「関税撤廃《かんぜいてっぱい》」なども、最悪の選択だったと思います。今こそ〝発想の転換〟が必要な時代なのですが……。

Q34 医学団体はどのような方針を示しているのですか？

外国の医学団体は、たばこの規制対策に熱心に取り組んでいるようですが、日本医師会や日本対ガン協会などはどのような姿勢なのですか？

喫煙問題と関係のある医学団体は、日本医師会《にほんいしかい》、日本対《にほんたい》ガン協会《きょうかい》、結核予防会《けっかくよぼうかい》、日《に》本心臓財団《ほんしんぞうざいだん》、健康体力づくり事業財団《じぎょうざいだん》などであるはずですが、喫煙規制対策に全力を挙《あ》げて取り組む状況にはなっておりません。

日本医師会は、二〇〇〇年の『日本医師会雑誌』一月号で「喫煙か健康か」という特集を組み、たばこの危険性を告発しました。日本対ガン協会は、市民団体が作成するポスターやカレンダーなどに賛同団体《さんどうだんたい》として名前を連ねていますが、活動の主体は二次予防《にじよぼう》で、〝早期発見《そうきはっけん》・早期治療《そうきちりょう》〟のための「検診制度《けんしんせいど》の充実《じゅうじつ》」に力を注《そそ》いでいます。

結核予防会も、やはり二次予防を重視しています。「結核予防会」にあたる諸外国《しょがいこく》の団体は、「Lung Assosiation」（肺協会）という名称で、そこでは、喫煙問題について本腰を入れて取り組んでいます。「結核」という名称と「肺」では、おのずからたば

「一次予防」と「二次予防」

保健・医療問題を考える際に使われる言葉です。日本の場合「病気を早く見付けて早く直す」（早期発見・早期治療）ことが主流で、検査を頻繁に行ない、少しでも悪いところがあれば、すぐたくさ

こ問題への視点が違ってくるのはやむをえません。多くの疾病を減らすには、二次予防も非常に大切ですが、「一次予防《いちじよぼう》」＝ライフ・スタイルの改善が最重要課題《さいじゅうようかだい》なのです。

ＷＨＯでは「現代社会における予防可能な最大の疫病」とたばこ病を位置づけ、加盟各国に根本的な対策を勧告しています。この勧告を受けて、各国厚生省は、「たばこ病」の撲滅《ぼくめつ》をめざして、強力な取り組みを行なっています。

一九九九年十一月、神戸《こうべ》で開かれた「たばこと健康に関する国際会議」で、グロ・ハルレム・ブルントラント事務局長は、「世界銀行によれば、たばこの使用によって国家経済《こっかけいざい》は年間二〇〇〇億米ドルの損失をきたし、その半分は発展途上国《はってんとじょうこく》で発生している。もしも現在の成長率《せいちょうりつ》が続けば、たばこの使用は世界中で唯一最大の死亡と疾病の原因となるだろう。今から二十年間、さらに七〇〇万人の早死がたばこによって引き起こされる」と喫煙の危険性を厳しく指摘し、大きな話題となりました。

膨大な数のたばこ病患者《びょうかんじゃ》や死者を減らすために、政府と医学団体、自治体《じちたい》などは、もっと真剣に喫煙規制対策に乗り出すべきです。

んの薬を使ったり手術したりすることが医療上の中心テーマとなっており、これを「二次予防」と称しています。

それに対して、病気にならないような生活態度、特にたばこをやめ、食事のバランスを考え、お酒はほどほどに、そして規則正しい生活（運動、休養、睡眠など）を選択することを求めたのが「一次予防」です。

ＷＨＯでも、この「一次予防」重視の方針を示し、多くの国がそれにしたがって医療対策を実施しています。しかし、残念ながら日本では、検査、入院、手術、投薬などの「二次予防」に偏った施策をとり続けた結果、病人が増え続け大幅な健保の赤字を生み出しています。

故平山雄博士の「肺がんは増えているのではなく、増やしているのだ」という指摘は、傾聴に価します。

Q35 外国ではたばこCMはどうなっているの？

日本では九八年四月から、テレビのたばこ銘柄広告はなくなりましたが、週刊誌や電車の中吊り広告が激増しています。外国はどうなっていますか？

テレビ、ラジオなどの電波媒体《でんぱばいたい》では、多くの国々で七〇年代の半ばまでには法律で禁止され、現在は印刷媒体《いんさつばいたい》、看板《かんばん》、電車の中吊《なかつ》り広告など、ほとんどの広告が禁止されています。

最も早く電波のたばこCMを禁止したのはイギリスで、一九六五年でした。その後、アメリカが七一年、ノルウェーが七五年など、欧米先進国では七〇年代の半ばごろまでに、「法律」によってテレビ・ラジオのたばこCMが禁止されました。とくにノルウェーでは、すべての広告を禁止し、禁煙教育《きんえんきょういく》を徹底《てってい》させて未成年者の喫煙率はぐんぐん下がりました。カナダでは、政府とたばこ産業、テレビ局が話し合って「自主規制」を行ない、一九七二年からテレビ・ラジオのCMがなくなりました。その後、八九年からは、すべてのたばこ広告、イベントのスポンサーも禁止されました。

ソ連、東欧《とうおう》、中国など社会主義《しゃかいしゅぎ》の国では、最初からCMはありませんので、電波媒

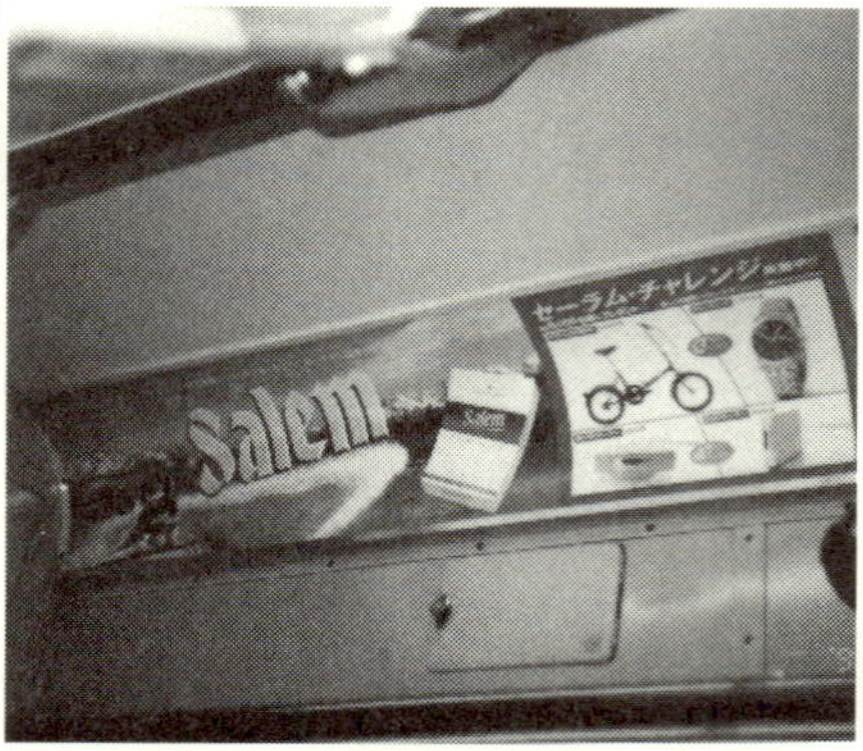

電車の網棚上の広告

体でたばこCMが許されている国は、「先進国」では日本だけ、という事態になっていました。一九八七年、東京で開かれた「第六回喫煙と健康世界会議」では、たばこCMについて次のような特別決議《とくべつけつぎ》がなされました。

「すべての国において、あらゆる媒体を通じての一切《いっさい》の広告、催物《もよおしもの》の後援《こうえん》、その他直接的《ちょくせつてき》または間接的《かんせつてき》な形態のいかなる販売促進活動も禁止されるべきである。本会議は、全面的禁止《ぜんめんてききんし》に向けての第一段階として、政府がテレビによるたばこ広告を禁止するよう促す」

まさに日本名指しの決議でした。

この世界会議から十年以上も経過した一九九八年四月一日から、ようやくわが国でも、たばこ業界の〝自主規制《じしゅきせい》〟によって、テレビ、ラジオ、映画館《えいがかん》でのたばこ広告、インターネット、屋外TVボードによるたばこの銘柄広告がストップされました。

しかし、駅や街頭の看板、電車の中吊り、雑誌・週刊誌などの広告が増え、さらに、F1レースや他のスポーツイベント、音楽コンサートなどのスポンサーが認められていることもあって、未成年者の喫煙は激化の一途をたどっています。

また、テレビの「マナーCM」「イメージCM」が禁止されなかったことから、ニュース番組、スポーツ番組などでのたばこ会社のスポンサーが目立っています。

とくにJTは、有名俳優《ゆうめいはいゆう》や外国人を起用したCMを放送しており、テレビ局は以前と同じ多額《たがく》の広告費収入《こうこくひしゅうにゅう》があるため、報道番組《ほうどうばんぐみ》の中で喫煙の害や禁煙《きんえん》・嫌煙運動《けんえんうんどう》につ

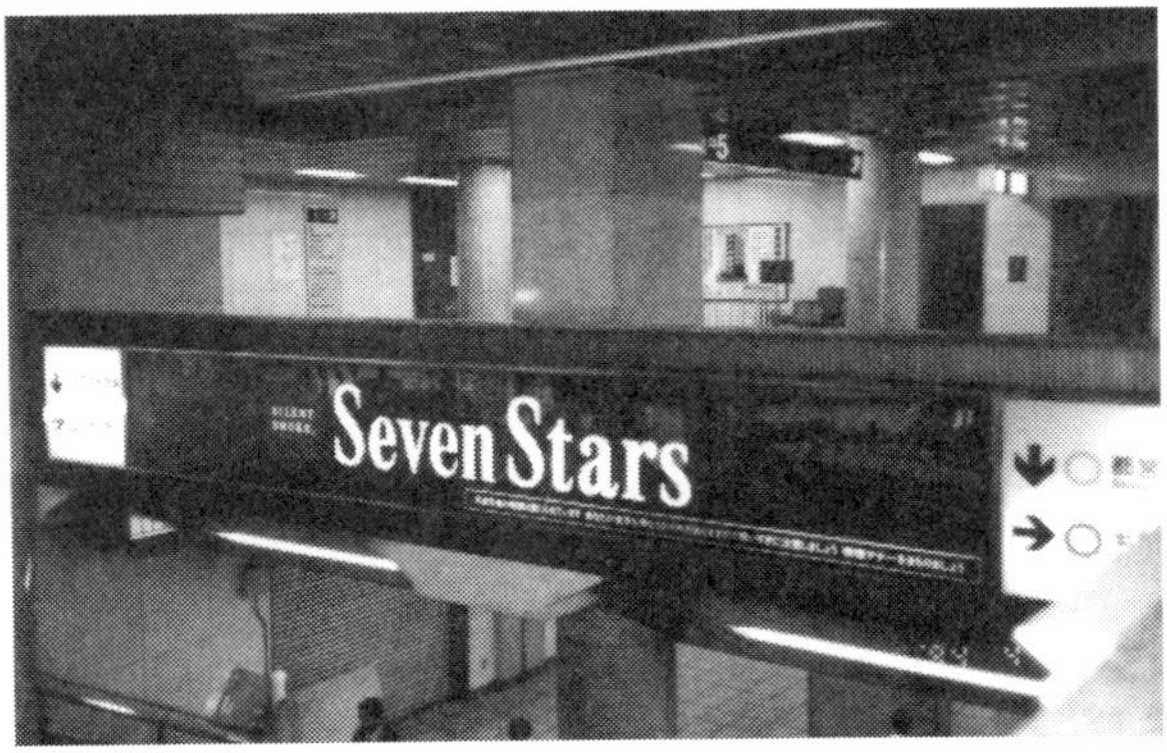

地下鉄九段下駅の大きな看板

いてほとんど触れず、逆に、ドラマやトーク番組では、人気俳優・タレントの喫煙シーンをむしろ増やしている状況も生じています。

広告は、やはり〝自主規制〟では生ぬるく、他の国々がすべて「法律」で規制していることを知っていただきたいと思います。

媒体別たばこ広告費

新聞広告出稿量　　1995年（ ）内数字は順位

	出稿量（前年比%）	広告費
日本たばこ産業	6072.2段（168.4）	23億3730万1千円
フィリップモリス	3888.2段（266.9）	16億7970万8千円
ブラウン&ウィリアムソン	677.8段（99.3）	2億3843万2千円

雑誌広告出稿量

	出稿量（前年比%）	広告費
③日本たばこ産業	2003.84頁（89.8）	35億4158万4千円
⑳フィリップモリス	675.36頁（103.6）	11億9271万0千円
ブラウン&ウィリアムソン	408.20頁（127.2）	6億9634万3千円

（エム・アール・エス広告調査）

テレビ広告出稿量

番組CM（関東）	本数（前年比%）	秒数（前年比%）	広告費（前年比%）
㊱日本たばこ産業	1191本（85.1）	36240秒（74.2）	2億3847万円（70.5）
番組CM（関西）	本数（前年比%）	秒数（前年比%）	広告費（前年比%）
㉔日本たばこ産業	1158本（93.5）	35265秒（79.1）	1億9991万円（76.9）
スポットCM（関西）	本数（前年比%）	秒数（前年比%）	広告費（前年比%）
㊿フィリップモリス	1638本（89.0）	49140秒（88.8）	15億4081万円（89.7）

（ビデオリサーチ調査）

出所）『分煙有理』1996年No.20

Q36 日本のたばこは海外でも販売されているの？

JTは、国内のたばこ販売が頭打ちの状態であることから、海外への売り込みに懸命と聞きました。具体的には、どうなっているのでしょうか？

旧専売公社《せんばいこうしゃ》時代はほとんどなかったのですが、民営化後、「日本たばこインターナショナル㈱」という会社を新設、どんどん輸出に力を入れています。全国禁煙《ぜんこくきんえん》・嫌煙運動連絡協議会《けんえんうんどうれんらくきょうぎかい》（現全国禁煙・分煙推進協議会）では、一九八四年春、この輸出政策《ゆしゅつせいさく》を事前にキャッチして、海外の医学団体や市民運動団体《しみんうんどうだんたい》とも協力し、日本政府（当時は中曽根首相）とたばこ産業に対して、強くその禁止を要請しました。

現在世界では、フィリップ・モリス、ＲＪレイノルズ、ブラウン&ウィリアムソン（以上アメリカの三大たばこ会社）やＢＡＴ（British-American Tobacco Industries）、インペリアル・グループ（イギリスの二大企業）、レンブラント・グループ（南アフリカ）が六大たばこ会社とされていました。

しかし、日本たばこ産業㈱と日本たばこインターナショナル㈱も国内の売れ行き不《ふ》振《しん》をなんとかカバーしたいと海外に販路を拡大してきましたが、九九年にはＲＪＲナビスコの海外事業部門を九五〇〇億円という途方もない金額で買収しました。この二社の内外売り上げ合計額は、すでに世界の第三位に達しています。

アメリカは、自国では政府や医学団体、教育機関などが懸命《けんめい》の努力を行なって喫煙者を減らす政策を実施しており、また、国会議員《こっかいぎいん》、学者、専門家、市民運動メンバーもこの方針を支持して、どんどん喫煙率が下がってきました。

事態を重くみたアメリカのたばこ農家とたばこ会社、そして一部のたばこ族議員《ぞくぎいん》はがっちりとスクラムを組み、アメリカ連邦政府《れんぽうせいふ》を強力に突き上げ、たばこはいまや「輸出商品《ゆしゅつしょうひん》」として、アジア、アフリカ、東欧諸国、ラテン・アメリカなどの国々に強力に販路《はんろ》を拡大しています。

中でも、アジアの国々に対しては、〝貿易摩擦《ぼうえきまさつ》〟を口実に、スーパー三〇一条の適用を脅《おど》しに使い、日本、台湾《たいわん》、韓国《かんこく》などでは「関税撤廃《かんぜいてっぱい》」「広告解禁《こうこくかいきん》」などを実現させて、シェアを大幅に伸ばしました。

アメリカ国内でも、この方針に反対して、アメリカがん協会などが中心となり、医学団体や国会議員、市民団体などが、アメリカ政府とたばこ会社に途上国への売り込みをストップするよう行動を起こしています。タイでは、アメリカがん協会の全面的な支援を受け、政府と民間団体が共闘してアメリカのたばこ輸出政策に抵抗《ていこう》し、一旦輸入は認めましたが、すべての広告、イベントなどを禁止し、アメリカたばこ会社の拡販政策にブレーキをかけた結果、売り上げはほとんど伸びておりません。

スーパー三〇一条 Super 301

米国の一九七四年通商法三〇一条は、諸外国の不公正慣行に対し、一方的措置を取り得る権限を大統領に付与していた。八八年の包括通商法では、この三〇一条とは別に、貿易自由化についての優先交渉国特定の条項、いわゆるスーパー三〇一条が新設された。通常の三〇一条が個々の産業の障壁を対象としているのに対し、スーパー三〇一条は相手国の組織的な貿易慣行の除去を目的として、外国そのものを対象にしている点に特徴がある。米国の通商代表部（ＵＳＴＲ）は八九、九〇の両年、「外国の貿易障壁に関する年次報告」を作成し、これを踏まえて、不公正な貿易障壁・慣行を設けている国（優先交渉国＝priority country）およびその具体的項目（優先交渉慣行＝priority practice）を特定したが、たばこ問題でもこれを適用し、アジア諸国に対し、門戸の開放を強く迫った。

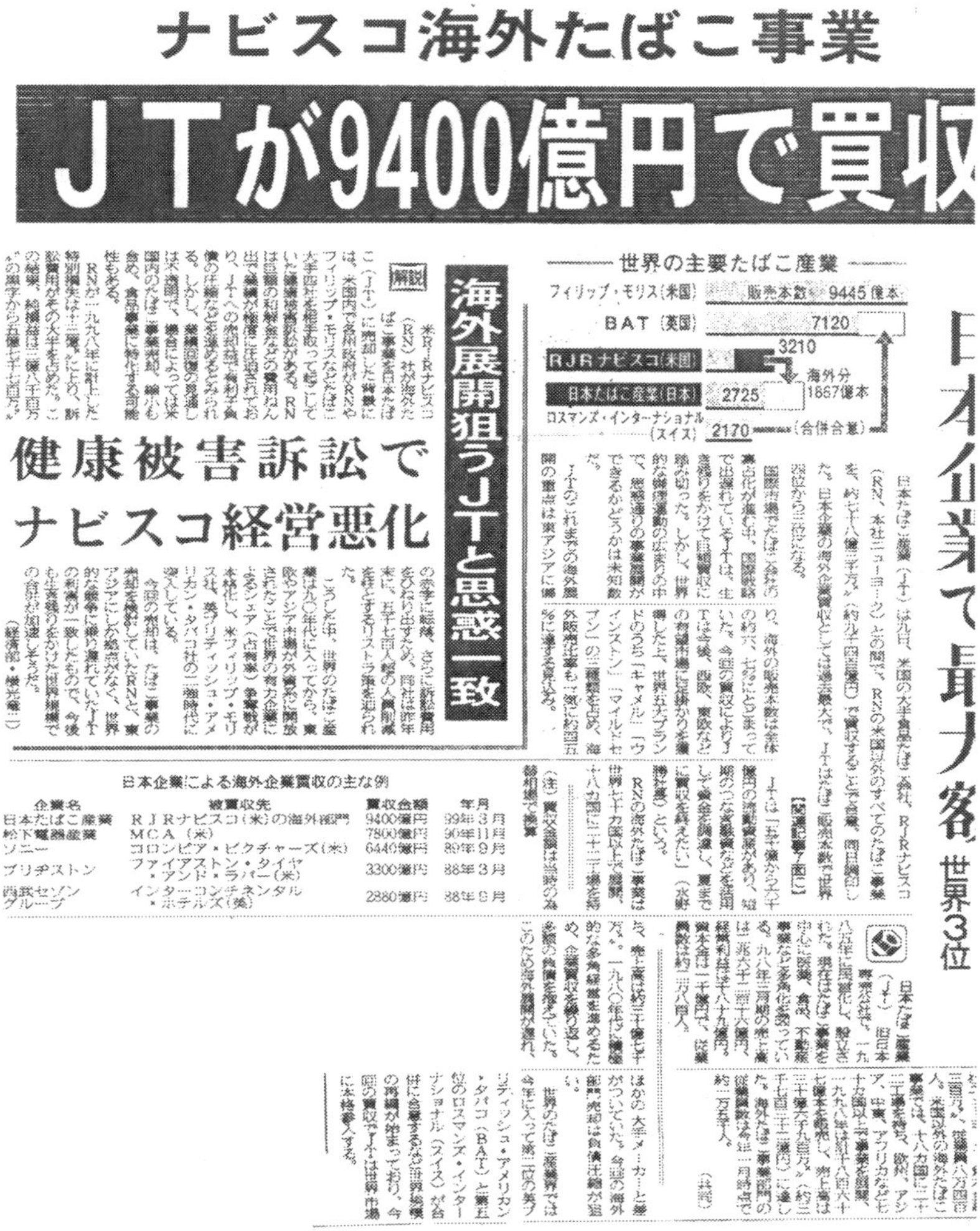

ナビスコ海外たばこ事業
ＪＴが9400億円で買収

日本企業で最大額 世界3位

海外展開狙うＪＴと思惑一致

健康被害訴訟でナビスコ経営悪化

世界の主要たばこ産業
フィリップ・モリス（米国）
販売本数 9445億本
BAT（英国）
7120
RJRナビスコ（米国）
3210
海外分 1667億本
日本たばこ産業（日本）
2725
ロスマンズ・インターナショナル（スイス）
2170
（合併合意）

日本企業による海外企業買収の主な例

企業名	被買収先	買収金額	年月
日本たばこ産業	ＲＪＲナビスコ（米）の海外部門	9400億円	99年3月
松下電器産業	ＭＣＡ（米）	7800億円	90年11月
ソニー	コロンビア・ピクチャーズ（米）	6440億円	89年9月
ブリヂストン	ファイアストン・タイヤ・アンド・ラバー（米）	3300億円	88年3月
西武セゾングループ	インターコンチネンタル・ホテルズ（英）	2880億円	88年9月

JTによるナビスコ海外たばこ事業の買収を報じる新聞（『東京新聞』1999年3月10日付）

残念ながら日本では、たばこの輸出入の問題がほとんど論議されず、アメリカたばこの絶好のマーケットとなっており、とくにフィリップ・モリス社は、人気タレントを起用して、売り上げを大幅に増やしています。

アメリカたばこによってシェアを減らされたＪＴは、ＲＪＲナビスコ社の海外の販売権を九五〇〇億円もの高い価格で買収《ばいしゅう》し、販路を世界に広げましたが、皮肉なことに、この買収がＪＴの経営基盤《けいえいきばん》を苦しめる結果となり、リストラの動きも出ています。

Q37 国内で外国たばこが多いと思いますが……

ビルの看板、電車の中吊り、週刊誌の広告、自動販売機など、アメリカのたばこがとても目立ちます。シェアは現在、どのくらいになっているのですか?

男性喫煙率が五〇パーセントを越える先進国は、日本だけです。そして、未成年者や若い女性の喫煙が鰻登《うなぎのぼ》りとなっているいま、外国のたばこ会社にとってまさに〝天《てん》国《ごく》〟ともいえる魅力的なマーケットとなっています。

一九八六年当時、アメリカたばこの日本でのシェアは、わずかに二パーセントでした。高い関税《かんぜい》が最大の理由で、日本のたばこと比べて三、四割も値段が高かったのです。同年七月、レーガン大統領の懐刀《ふところがたな》と言われたノースカロライナ出身のジェシー・ヘルムズ上院議員（共和党／超タカ派議員として知られる）から中曽根《なかそね》首相宛に、恫喝《どうかつ》の手紙が送られてきました。貿易不均衡《ぼうえきふきんこう》の問題が、日米の間で非常に大きな争点となっていた時期です。その手紙にはこう書いてありました。「今から十八カ月以内にアメリカたばこのシェアを二〇パーセントまで上げていただきたい。関税撤廃は当然で、その他方法は問わないが、この約束を実行していただきたい。そうすれば、他

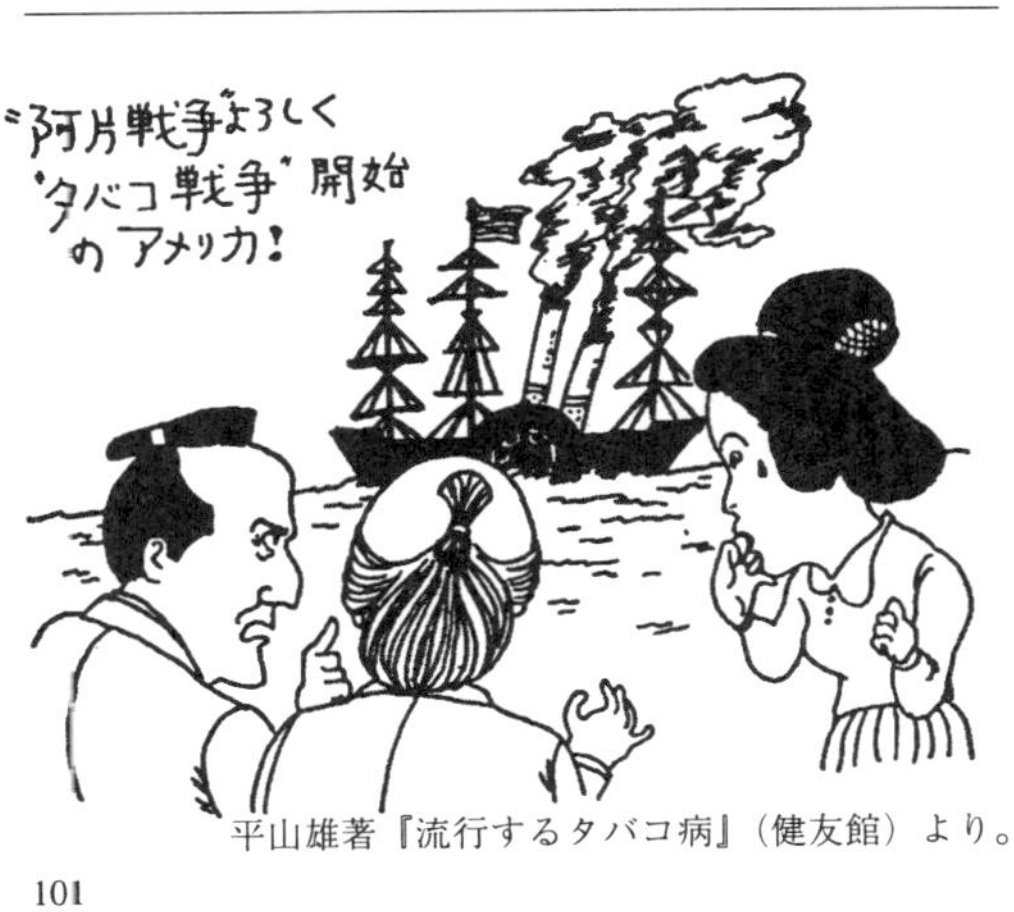
阿片戦争よろしく
"タバコ戦争"開始
のアメリカ!
平山雄著『流行するタバコ病』（健友館）より。

の貿易摩擦問題《ぼうえきまさつもんだい》で、いろいろ米政府・議会内で便宜《べんぎ》を計らいましょう」という脅かしの手紙だったのです。あわてた中曽根首相は、すぐその年の秋に、アメリカたばこの関税を撤廃する方針を決めました。

翌年四月、アメリカたばこの値段が、関税撤廃によって日本のたばことほぼ同じ値段になり、その月からテレビのたばこコマーシャルが、驚くべき勢いで増えていきました。

「こんなにマーケッティングのしやすい国はない」とアメリカたばこ会社の日本総代理店《そうだいりてん》責任者の新聞談話が紹介されたのは、それから間もなくのことでした。

電波媒体でのCM、雑誌・週刊誌の広告、駅や街頭の看板、各種イベントのスポンサー、街頭の無差別配布《むさべつはいふ》、そして政府や医学団体、国会議員、ジャーナリストなどのたばこ問題への無関心《むかんしん》さ――まさにアメリカのたばこ産業にとって日本は、魅力《みりょく》あふれる市場に発展していったのです。

今、東京《とうきょう》や横浜《よこはま》、名古屋《なごや》、大坂《おおさか》など大都市圏《だいとしけん》でのアメリカたばこのシェアは、すでに二五パーセントを上回っています。四本に一本は、アメリカのたばこです。未成年者や若い女性が吸っているたばこは、七割以上がアメリカの人気ブランドと言われています。

日本たばこ協会のデータによれば、ヘルムズ上院議員の要求した二〇パーセントを上回っており、「日米たばこ戦争」はこれからも激化する方向を示しています。

国内たばこ市場の販売数量・シェアの推移

年度	総販売数量	国産たばこ	輸入たばこ	シェア	
				国産	輸入
昭和	億本	億本	億本	%	%
52年	3,041	3,011	30	99.0	1.0
53	3,050	3,014	36	98.8	1.2
54	3,109	3,069	40	98.7	1.3
55	3,077	3,040	37	98.8	1.2
56	3,121	3,076	45	98.6	1.4
57	3,151	3,103	48	98.5	1.5
58	3,117	3,060	57	98.2	1.8
59	3,126	3,061	65	97.9	2.1
60	3,107	3,032	75	97.6	2.4
61	3,084	2,965	119	96.1	3.9
62	3,083	2,780	303	90.2	9.8
63	3,064	2,692	372	87.9	12.1

年度	総販売数量	国産たばこ	輸入たばこ	シェア	
				国産	輸入
平成	億本	億本	億本	%	%
元年	3,138	2,677	461	85.3	14.7
2	3,220	2,709	511	84.1	15.9
3	3,283	2,741	542	83.5	16.5
4	3,289	2,727	562	82.9	17.1
5	3,326	2,729	597	82.1	17.9
6	3,344	2,689	655	80.4	19.6
7	3,347	2,637	710	78.8	21.2
8	3,483	2,706	777	77.7	22.3
9	3,280	2,546	735	77.6	22.4
10	3,366	2,576	790	76.5	23.5
11	3,322	2,501	821	75.3	24.7

出所）『たばこ塩産業』2000年5月8日号

Q38 公共機関での喫煙対策はどうなっていますか？

公共の場や交通機関、職場など、大幅に遅れていた日本でも、かなり喫煙規制対策が進んできたように思いますが、具体的に教えていただけませんか？

受動喫煙の有害性がだいぶ認識されるようになって、日本国内の喫煙規制対策はだいぶ進んできました。

自治体

日本では、吸って当然、捨てて当然の状況が長い間続いてきました。わずかに東京の三鷹市役所《みたかしやくしょ》が、鈴木平三郎《すずきへいさぶろう》市長（故人）の英断で、一九六五年から新しい庁舎《ちょうしゃ》の各フロアーに完全に区切《くぎ》られた喫煙室《きつえんしつ》を設けました。その場所以外は全面的に禁煙という画期的な方針を実行に移し、これが地方自治体《ちほうじちたい》では「分煙《ぶんえん》」の最初の庁舎でした。

その後一九八六年に、二三区で初めて足立区役所《あだちくやくしょ》が中央本庁舎《ちゅうおうほんちょうしゃ》の分煙を実現し、現在は二三区のうち一七区が分煙庁舎となっています。

地方では新潟市《にいがたし》や神戸市《こうべし》がやはり新庁舎建設を機会に分煙を採り入れ、また東京都のマンモス庁舎も、完全な分煙庁舎《ぶんえんちょうしゃ》として話題を呼びました。現在、東京都は、都の施設のすべてを「分煙」とする方針を定め、実施に移しています。

ＪＲ

一九七五年、新幹線《しんかんせん》の「こだま号」自由席一号車に初の禁煙車が誕生。これは、日本禁煙協会《にほんきんえんきょうかい》（白石尚《しらいしたかし》会長／当時）の会員が中心となって、全国から禁煙車を要請するハガキを大量に国鉄《こくてつ》に送り、ようやく国鉄（現ＪＲ）も姿勢を変えて、やっと一両実現したものです。

新幹線については、嫌煙権運動《けんえんけんうんどう》がスタートした一九七八年から、「ひかり号にも禁煙車を！」というスローガンを掲げて署名運動《しょめいうんどう》、国鉄への申し入れ、新聞投書《しんぶんとうしょ》などの他、国会議員に要請して国会審議《こっかいしんぎ》の場での追及など、幅広い取り組みを行ないました。ところが当時、国鉄の旅客サービス課長は「たばこを吸われるお客様の便宜《べんぎ》を考えて」とか「世論の動向をみて」とかまったく禁煙車を増やす努力をみせなかったのです。

そこで、一九八〇年四月七日（「世界保健デー」を選ぶ）、東京地方裁判所《とうきょうちほうさいばんしょ》に対し、伊《い》佐山芳郎《さやまよしお》弁護士を団長に「嫌煙権訴訟《けんえんけんそしょう》」（正式には「禁煙車設置請求事件《きんえんしゃせっちせいきゅうじけん》」）を提訴したのです。この訴訟は、一九八七年三月に原告側の「実質勝訴」で幕を閉じました。

というのは、裁判が行なわれている間に、「ひかり号」だけではなく、全国のすべての特急、急行にも「禁煙車」が設置されていきました。しかも自由席だけでなく、

嫌煙権訴訟

一九八〇年四月七日、国鉄の中・長距離列車の半数以上の禁煙車設置を求めて四人の原告が、伊佐山芳郎弁護団長を中心に、国鉄・国・専売公社を相手取って東京地裁に提訴した裁判です。

口頭弁論では、国立公衆衛生院・浅野牧茂博士が、法廷でスライドを使って受動喫煙の害を詳しく証言。市民運動とも連動して、日本におけるたばこ公害の解決に向けて大きな役割を果たしました。

一九八七年三月二十七日、この裁判の判決が下され、列車内の受動喫煙は「受忍限度内」ということで、訴えは棄却されましたが、七年間の裁判闘争の経過の中で、国鉄の禁煙車両はすでに三〇％を超えており、原告・弁護団は記者会見の中で「実質勝訴」であると強くアピール、マスコミもこれを大きく報道しました。

この訴訟が、その後の日本における公共の場、交通機関、職場などの禁煙・分煙の推進に大きな影響を与えました。

座席指定車にも設けられ、約三割の禁煙車が実現していたために、訴えそのものは敗訴でしたが、判決の内容に喫煙の有害性と受動喫煙の害も一部認められており、控訴《こうそ》をしなかったのです。私たちのこの判断は、マスコミや世論から大きな支持を受けました。

現在ＪＲでは「駅構内・ホーム」については「分煙」を実施しています。

一時期、原宿《はらじゅく》駅と目白《めじろ》駅の二つの駅が「終日全面禁煙《しゅうじつぜんめんきんえん》」となって、これが他の駅にも広がるかと思っていたのですが、この両駅も現在「分煙」が実施され駅のホームに大きな灰皿《はいざら》が設置されています。どうも事の真相は、禁煙駅で大幅にたばこの売り上げが減少《げんしょう》したたばこ産業が、ＪＲの上層部にこれ以上喫煙規制を進めないよう、強力な働きかけを行なっているのではないか、という推測もあります。ＪＲは、現在の「分煙」ではなく、せっかく原宿、目白両駅で一旦導入した「終日全面禁煙」を実施して欲しいものです。

航空機

飛行機《ひこうき》の喫煙規制も進んできました。国際線では、一九九〇年代の半ばから「全席禁煙」が進んできましたが、日本乗り入れ便のみ一部喫煙席を残したままとなっていました。しかし、一九九二年、カナダで開かれたＩＣＡＯ（国際民間航空機関）総会で、「すべての航空機の全席・全フライト禁煙」が決議され、九六年頃から、世界各国の

ＩＣＡＯ、国際線も全面禁煙を決議

国連組織の一つである国際民間航空機関（ＩＣＡＯ／一六八カ国加盟）は、カナダ・モントリオールで開いていた総会で国際線旅客機の全面禁煙について「九六年七月一日までに実施するよう、各国政府が必要な処置をとる」という決議案を全会一致で採択した。

国際線の喫煙禁止について各国政府の合意ができたのは今回が初めてで、今後の日本政府、国際線航空各社の対応が注目される。これまでカナダとオーストラリアが早期実施を主張していたが、今回アメリカもこれに加わり、三国共同提案として九四年七月からの実施を訴えた。

これに対し、欧州各国から慎重論が出され、実施時期を提案より二年遅らせ、各国の努力目標とすることで総会に参加した一五二カ国の合意がまとまった。

今回の決議についてわが国の運輸省は「禁煙開始のメドとして期日が掲げられたという段階で、九六年七月の全面禁煙が確定したという意味ではない」という

航空会社が、この方針を導入しはじめました。

世界各国のフライトが、日本乗り入れ便も全面禁煙となったのを受けて、ついに九九年四月から、ＪＡＬ（日本航空）、ＡＮＡ（全日空）の二つの航空会社も全面禁煙に踏み切り、さらにＪＡＳ（日本エアシステム）が二〇〇〇年の四月から全フライト、全席禁煙となりました。

現在、トイレなどでこっそり吸うという事態が問題となっていますが、各社とも「約款変更《やっかんへんこう》」を行なって、迷惑行為《めいわくこうい》としてこのような乗客に厳しい姿勢を示す方針を打ち出しています。

タクシー

業界では、「公共の乗り物」として位置づけていますが、最も喫煙規制対策が遅れているのが「タクシー」です。一九八八年、たばこの煙に悩んでいた数人の個人タクシー運転手さんが運輸省《うんゆしょう》に働きかけ、「禁煙タクシー」を実現させました。ところが、十年以上も経過した現在、日本全国でたった一〇〇台くらいの禁煙タクシーしか走っておりません。

「法人タクシー」では、京都の「ＭＫタクシー」が保有車約五百台を禁煙として走行しているのが唯一の例で、他のタクシー会社の経営者・幹部は「たばこを吸う客のために、灰皿を用意するのがサービス」という考え方にこり固まっており、たばこを

極めて消極的なコメントを述べている。

しかしＩＣＡＯの決議は強制力があり、加盟各国とも九五年の次回総会までに禁煙実施に向けた方策を持ち寄り、具体的な実施時期を決めることになるという。

禁煙ジャーナルでは、日本民間航空労働組合連合会に、今回の決議をどう受けとめたかを尋ねた。同労組の丸山事務局長は「記事は読んだが、労働組合としては何のコメントもない。ただし、全面禁煙にすると、トイレで吸ったりして、かえって危険になるのではないか。機内や職場の喫煙規制について、これまで討議したことはなく、これからもたばこ問題を話し合うことはない」ということで、他の労働組合同様、喫煙問題について全く無関心な姿勢を表明していた。

※ICAO = International Civil Aviation Organisation

【『禁煙ジャーナル』九二年一〇月号】

吸わない利用者が、たばこ臭い車内を問題にしても、一向に耳を傾けません。

他の多くの国々が、タクシーの全面禁煙を実施していることを、どのようにみているのか、不思議でなりません。今こそ「発想の転換」が必要だと思いますが……。

病院待合室《びょういんまちあいしつ》

国立病院《こくりつびょういん》と療養所《りょうようじょ》の待合室での喫煙は、一九七八年五月に、国会で草川昭三《くさかわしょうぞう》代議士が取り上げ、厚生省松浦公衆衛生局長《こうせいしょうまつうらこうしゅうえいせいきょくちょう》が「喫煙所を別に設けて、原則的に禁煙にします」と答弁し、実現しました。

その後病院については、一九八三年に全国の都道府県知事、政令指定都市市長《せいれいしていとししちょう》などに、国立以外の病院についても待合室を禁煙とするよう通達《つうたつ》が出され、多くの病院がこの通達に従っています。（一部の病院がまだ喫煙規制を実施していないケースもありますが、その場合はもよりの保健所等に申し入れされるようおすすめします）。

地下鉄

一九八三年に開設した福岡市営地下鉄《ふくおかしえいちかてつ》が、ホーム内全面禁煙を実施して、注目を集めました。その後札幌《さっぽろ》、名古屋《なごや》、仙台《せんだい》がこれに続き、東京の営団地下鉄と都営地下鉄が、一九八八年一月一日から終日全面禁煙となりました。この実現には、作曲家の中田喜直《なかたよしなお》先生やテレビ・タレントのチャック・ウイルソン氏などの他、浅利慶太《あさりけいた》、見《けん》

禁煙タクシー自由化

禁煙・分煙が進むのを受け、運輸省は「禁煙タクシー」を普及させるため、現行の認可制度を廃止することを決めた。同省が定めている標準運送約款を改定し、タクシー事業者が自由に禁煙車を導入できるようにする。

東京乗用旅客自動車協会が昨夏に行った利用者アンケートでは、「全車両の禁煙」を筆頭に何らかの禁煙対策を望む声は約七割にのぼった。

ところが各地方運輸局によると、これまでに約款変更の認可を受けた事業者は全国で個人が三百八十二件、法人は二十一件で、全体の一%にも満たない。申請手続きが煩雑なうえ、認可がおりるまで十日以上かかることが足かせになっているとの指摘もあった。

新しい標準約款には「禁煙車と表示をした車両では、喫煙を差し控えていただきます」と明示。乗客がたばこを吸ったり、吸おうとしたりしている場合、運転者はやめるよう求めることができ、応じ

城美枝子《じょうみえこ》、山下泰弘《やましたやすひろ》氏など多数のオピニオン・リーダーの方々の協力があったことを、附記しておきます（喫煙規制の要望に、著名な方の賛同署名は非常に有効です）。

次いで横浜市営地下鉄《よこはましえいちかてつ》が、同年四月から、一九八九年に入ると、京都《きょうと》、大阪《おおさか》、神戸《こうべ》の関西の地下鉄も次々に終日全面禁煙となり、ついに日本のすべての地下鉄は、完全に禁煙となりました。

しかし残念なのは、いずれの地下鉄も「構内全面禁煙」を打ち出してはいますが、夜もおそくなると、ホームのベンチや柱の陰などでたばこに火をつける人がいることです。地下鉄は、ぜひ「禁煙」をきちんと守ってもらうよう、キャンペーンを行なって欲しいと思います。

その他の公共の場

銀行のロビーや郵便局《ゆうびんきょく》ロビーの喫煙規制がまだ不十分です。まだまだ日本社会全体が「灰皿を用意するのがサービス」という誤った先入観《せんにゅうかん》に支配されており「きれいな空気環境が最大のサービス」ということが理解されていません。しかも、銀行でも郵便局でもそんなに長い時間いるケースは稀《まれ》であり、吸っている人もそんなに多くはありません。わずかの喫煙者のために、妊婦《にんぷ》や幼児、体の弱い人、たばこの嫌いな人たちが一方的にガマンしている実態を、銀行や郵便局はどう判断しているのでしょうか。

現在、いくつかの銀行支店《ぎんこうしてん》や郵便局が、支店長や局長の判断でロビーの隅などに喫煙

ない場合は乗車を拒絶することがある、という項目を加える。また運輸省は、禁煙車か喫煙車かの選別をしやすいよう、遠くからでもわかる大きめのステッカーや表示灯の設置を指導する方針だ。（『朝日新聞』二〇〇〇年六月二十一日付より）

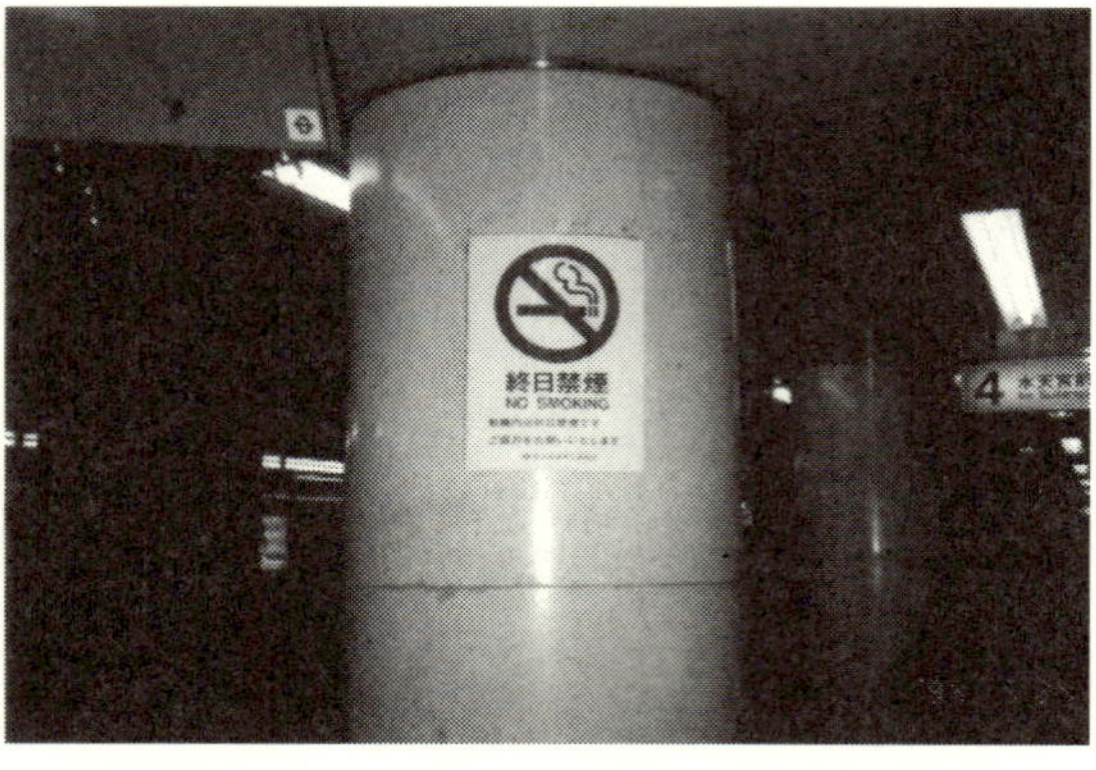

終日全面禁煙となった地下鉄の駅

22年前と現在の喫煙規制対策比較リスト

	1978年当時の状況	現在（2000年）の状況
病院待合い室	野放しだった。国会で厚生省を追及の結果、国立病院待合い室は分煙に。	国立病院はすべて禁煙・分煙となっている。個人病院もほとんど禁煙に。
保健所	ほとんど規制なく対策もなかった。	熱心な所長や幹部がいる場合は、禁煙・分煙対策が実施されている。
JR列車	新幹線「こだま号」自由席に、たった1両の禁煙車があっただけ。	新幹線、特急、急行の60％以上の車両が禁煙車となっている。駅も分煙に。
地下鉄	ホーム、構内ともまったく規制がなく、たばこは吸い放題だった。	全国9都市の地下鉄駅ホーム・構内が「終日全面禁煙」となっている。
私鉄	長距離列車、駅ホーム、構内ともほとんど規制がなかった。	長距離列車は50％以上禁煙車。ホーム構内の禁煙・分煙が定着している。
観光バス	禁煙バスはゼロだった。	走行中はほとんど禁煙に。
タクシー	禁煙タクシーはまったくなかった。	全国で個人タクシー約150台。京都MKタクシー464台全車禁煙で運行中。
旅客機	禁煙席は少なかった。	国内線・国際線とも「全席禁煙」に。
学校	教職員室では喫煙が当たり前だった。	多くの学校で、禁煙・分煙実施。
中央官庁	喫煙はまったく野放し。	郵政省が97年から分煙としたが、他の省庁の喫煙規制はお粗末。
民間企業	喫煙を規制する企業は、特別な例を除き、ほとんどなかった。	禁煙・分煙企業増える。しかしまだ非喫煙者が我慢しているケースが多い。
銀行、郵便局、ロビーなど	まったく野放しだった。ソファーの前、入り口付近等多くの灰皿あり。	灰皿は少なくなった。しかし、入口に置いているケースもあり、根本的な解決にはなっていない。
地方自治体のロビー、窓口	まったく規制がなかった。	禁煙・分煙庁舎はだいぶ増えてきたが全体的にまだ少数である。
飲食店、レストラン	喫煙を規制する飲食店、レストラン、喫茶店は、ほとんどなかった。	禁煙・分煙の飲食店は増えつつあるが、まだまだ数は少ない。

所を設け、ソファーの前にあった灰皿を撤去《てっきょ》しているケースが出てきました。

これからの問題は「職場《しょくば》」です。私たちは「職場も公共の場所」という考え方で、何とか受動喫煙から非喫煙者を救う方向をめざしています。

しかし、〝たばこ情報鎖国社会〟が長い間続いた日本では、喫煙が室内の空気汚染の最大原因であり、「たばこ病」と密接な結び付きを持っているという当たり前のことが、経営者《けいえいしゃ》、労組幹部《ろうそかんぶ》、安全衛生担当者《あんぜんえいせいたんとうしゃ》にもなかなか理解されず問題の解決を困難にしています。

私たち市民運動が「導火線《どうかせん》」の役割をはたしてきたのですから、これからは政府と医学団体、地方自治体が、「たばこ病」の解決をめざして、すべての公共の場所や交通機関、家庭、職場の喫煙規制対策に、本腰を入れて取り組んでいただきたいと思います。

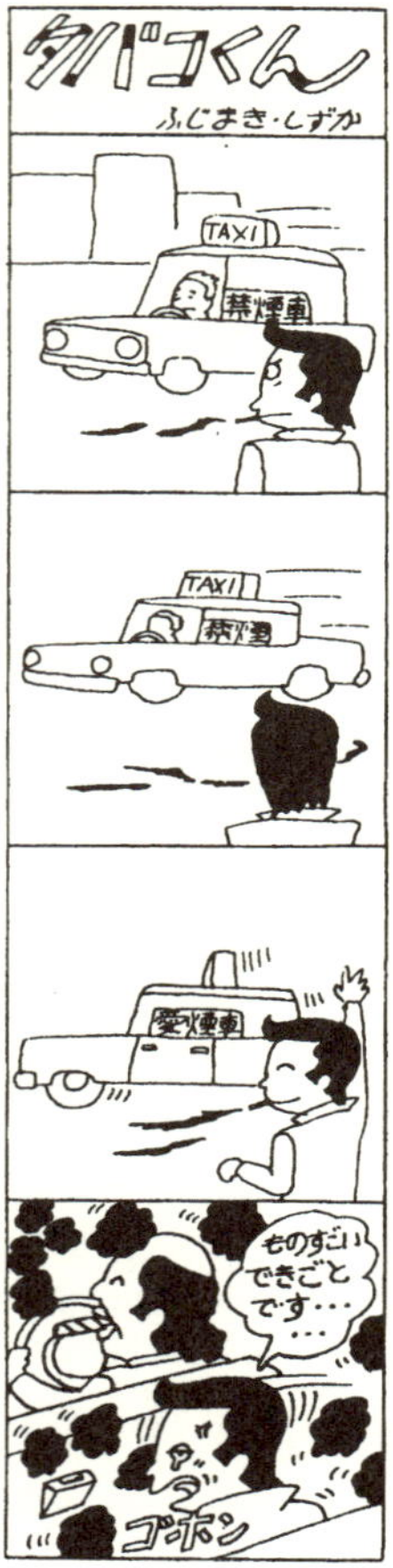

Q39 学校でたばこ問題を教えていますか？

喫煙防止教育の理念はどのようなものですか？ また、文部省や教育委員会は学校にどのような方針を示しているのですか？

WHOでは、「喫煙防止教育《きつえんぼうしきょういく》（通常「禁煙教育《きんえんきょういく》」と言っています）は、家庭と小学校でなるべく早い時期から行なうよう」勧告《かんこく》しています。

日本でも、八〇年代の半ばから、禁煙教育への関心が高まってきましたが、それは、喫煙問題に取り組んできた市民団体が、公共の場所の規制と同じように、非常に重要な問題として取り組んできたからです。

中でも、高校の先生を中心として一九八三年に発足した「禁煙教育をすすめる会」が、従来のような〝非行《ひこう》〟の問題ではなく、〝健康〟の問題として粘り強く追及していったことが、社会状況を変えていきました。

一九八四年からの「全国禁煙教育研修会《ぜんこくきんえんきょういくけんしゅうかい》」の開催、その他生徒や先生の意識調査、シンポジウムなどの開催、また文部省や日教組などへも足を運び、子供たちを「たばこ病」から救うための活動を続けていったのです。

禁煙教育をすすめる会

一九八三年七月三日、東京・信濃町の東医健保会館で旗揚げしました。教師を中心に医師、医療関係者、禁煙・嫌煙の市民運動関係者が参加し、家庭、学校、地域での「喫煙防止教育」（予防教育）の重要性と、吸っている生徒への禁煙をどのようにすすめていくかをテーマに、翌八四年から「禁煙教育研修会」を毎年八月に開催しており、二〇〇〇年は長野県松本市で第一七回目が開催されました。

一九八六年、文部省は日本学校保健会《にほんがっこうほけんかい》に委託して、初めて小学校の先生用に『喫煙防止に関する保健指導《ほけんしどう》の手引』を作成しました。この手引書には「小学生に、喫煙と健康の関係についての科学的な知識を十分に認識させ、〈自分の健康は自分で守る〉という観点から、喫煙の習慣をつけないよう教育することを目的とする」と書かれています。

翌年には、中学校の先生に対する手引書が作られ、たばこだけではなく『喫煙・飲酒・薬物乱用防止《やくぶつらんようぼうし》に関する保健指導《ほけんしどう》の手引《てびき》』と題して、お酒と麻薬《まやく》も加わりました。次いで一九八八年に、同じ題名で高校の先生に対する手引書も刊行されました。

しかし問題は、この手引書が学校現場《がっこうげんば》で充分に活用されていないという現実の姿です。それは、やはり禁煙教育に熱心な先生が、まだまだ少数派《しょうすうは》であることを物語っています。とくに校長先生や教頭、そして保健体育や生徒指導の先生がスモーカーの場合、効果的な禁煙教育が実施されにくい土壌が最初から存在し、たとえ養護《ようご》の先生ががんばってもなかなかカベが厚くて、困難となっているようです。

文部省は、厚生省や全国各地の教育委員会《きょういくいいんかい》、医学団体、市民運動などともっと連携を密《みつ》にして、すべての学校教育のカリキュラムを通じて「効果的な禁煙教育」を実施すべきです。

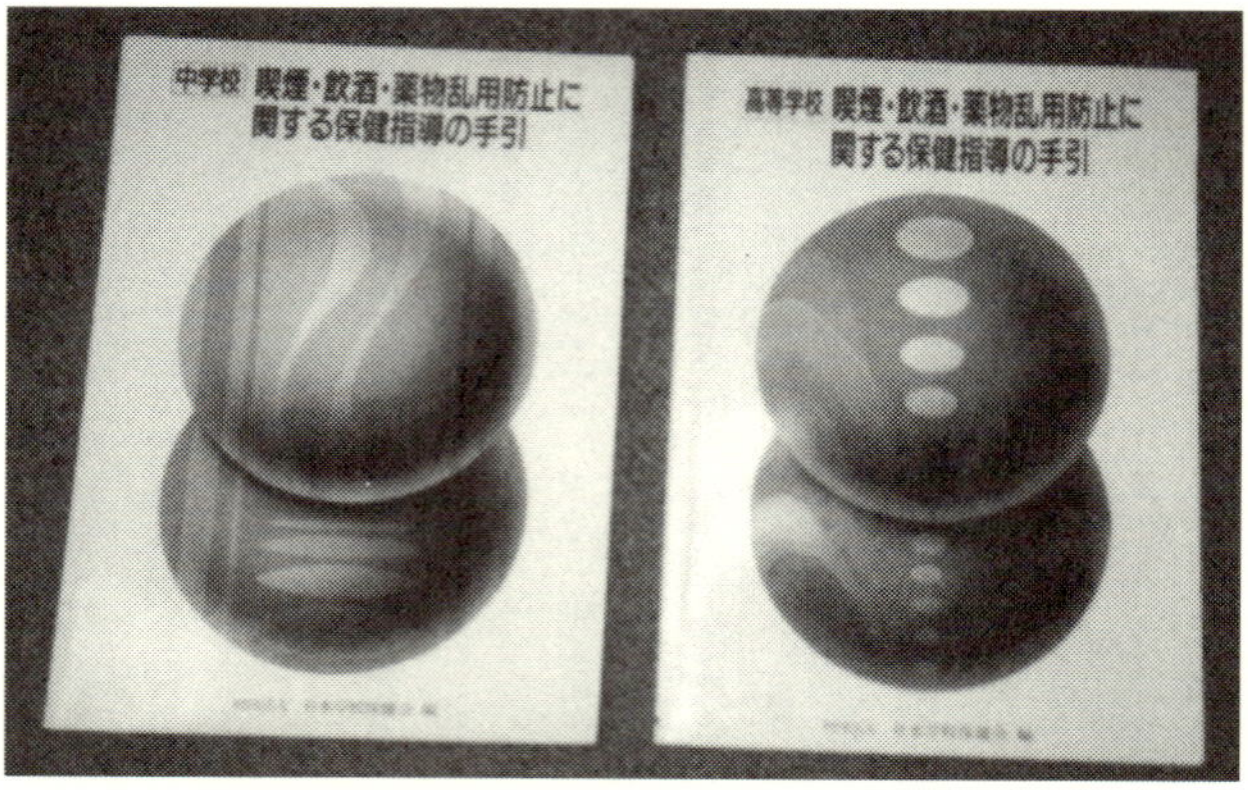

教師用の手引き書

Q40 学校の先生や医師もたばこを吸っていますよね?

教師や医師がたばこを吸っていては、禁煙教育を熱心にできるはずがないとされていますが、日本の教師、医師の喫煙率はどうなっているのでしょうか?

職業によって喫煙率が異なっているというケースは、世界各国でもよく見受けられる現象です。残念ながら、日本の教師、医師の喫煙率は、非常に高いという報告がなされています。

アメリカでは、人種によってもだいぶスモーカーの数が違うという調査結果が出ています。

たとえば、白人よりも黒人やヒスパニック(スペイン語を話すラテンアメリカ系市民)、アジアからの移民が喫煙率は高くなっています。もう一つの例は、キリスト教との関係で、カトリックの方がたばこやお酒についてプロテスタントよりも寛容《かんよう》であり、従って喫煙率もだいぶ高くなっているようです。

学校の先生や医師の喫煙率は、諸外国では非常に低くなっています。とくに医師の喫煙率はぐんぐん下がっており、英、米では一〇パーセント以下という調査結果が出ています。

残念ながら日本では、まだまだたばこを吸っている医師の数は多く、同時に喫煙問題の解決に熱心なドクターも非常に少数派なのです。

学校の先生の喫煙率もかなり高いようですが、この数年でだいぶ事態は変化を見せはじめました。一九八九年、千葉県医師会《ちばけんいしかい》が県内の医師の喫煙状況を調べたところ、男性で三七パーセント、女性では四パーセントという結果が出ました。

また、富山《とやま》NSクラブが調べた結果では、富山県内の医師の喫煙率はさらに低く、二七パーセントとなっています。

学校の先生では、やや古いデータですが、一九八五年に都立高校の先生の喫煙率を調べたものがあります。それによると、九三校の男三四六九人のうち、九九六人が吸っていましたが、これは二八・七パーセントで富山県の医師並みの低い喫煙率でした。

これらの数字を一般の男性喫煙率と比較すると、かなり低い数字となっていますが、教育現場や社会的な影響を考えた場合、やはり多くの医師と教師が喫煙を続けていることは、大きな問題です。

医師と学校の先生がたばこをやめて、禁煙教育に真剣に取り組むことは重要な課題ですが、私は医学教育、教員教育を行なっている大学の姿勢にも、疑問を感じています。

というのは、医師や教員をめざす大学生に対して、的確な「禁煙教育」がほとんど

男性医師の喫煙、二七%
一般の半分でも米英より高め

たばこを吸う医師は男性約二七%、女性約七%で、男女とも一般のほぼ半分――日本医師会と国立公衆衛生院による全国の医師を対象にした初の喫煙調査でそんな傾向が明らかになった。

日本医師会会員の中から無作為に選んだ計四千五百人（男子三千人、女性千五百人）を対象に、二月から六月にかけて調査票を送った。有効回答は三千七百七十一件。

男性医師の喫煙率は二七・一%、女性医師は六・八%だった。

調査では、喫煙者のうち、男性で「禁煙を考えたことがある」と答えたのは六七・八%、女性では六〇・九%。男性について診療科別にみると、たばこ関連の疾患を扱うことが多い呼吸器科と循環器科の医師は、ほかより喫煙者が少なかった。（『朝日新聞』二〇〇〇年七月十八日付より抜粋）

実施されていないからです。これは、たばこ問題の解決に関心を持つ大学の先生が、非常に少なく、また、たばこ産業から多額の研究費をもらっている教授や研究者がかなり存在しており、どうしても喫煙問題については甘い姿勢になってしまうことからなのです。

医師と教師がたばこをやめれば、日本の状況はかなり改善されるはずです。

Q41 子供がたばこを吸うと誰が罰せられる？

「未成年者はたばこを吸ってはいけない」という法律があるようですが、吸っている本人はどう罰せられるのですか。法律の詳しい中身を教えて下さい。

「未成年者喫煙禁止法《みせいねんしゃきつえんきんしほう》」という法律について、たばこを吸った未成年者本人が罰せられる内容、と思っている人が多いようです。

一九〇〇年、茨城県《いばらきけん》選出の根本正《ねもとしょう》議員の熱心な働きかけで「未成年者喫煙禁止法」という法律が制定されました。

この法律は現在も、罰金の金額を変えただけで通用している世界でも珍しい法律です（施行明治三三年四月一日（付則）／改正昭和二二年・法二二三）。

第一条（未成年者喫煙の禁止）満二十年に至らざる者は煙草《たばこ》を喫《きつ》する事を得《え》ず。

第二条（煙草及び器具の没収）前条に違反したる者あるときは行政の処分を以て喫煙の為に所持する煙草及器具を没収《ぼっしゅう》す。

第三条（親権者の処罰）①未成年者に対して親権《しんけん》を行なう者情《じょう》を知りて其《そ》の喫煙を制止せざるときは一万円未満の科料《かりょう》に処す。（科料＝罰金刑の最も軽いもの）②親権を行

週刊 消費経済新聞　2000年（平成12年

STOP未成年の喫煙

NGO主催でフォーラム

未成年者喫煙禁止法の制定一〇〇周年とＷＨＯ（世界保健機関）の提唱する五月三十一日の「世界禁煙デー」に呼応して、各地で多彩なイベントが持たれた。東京では、タバコの依存性問題を取り上げたＮＧＯ主催のフォーラムが開催されたほか、厚生省主導による中央大会のシンポジウムも都内で開かれたが、中央大会では会場からの発言を封じる場面もあり、行政側の閉鎖的な体質を批判する声が多数上がった。市民団体はタバコの規制対策を強化するよう訴えている。

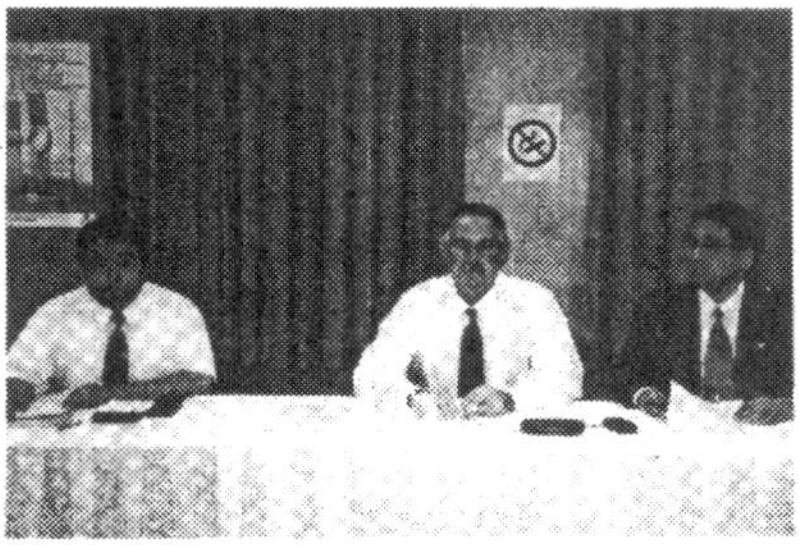

研究者の立場からタバコ依存症の危険性を訴えたデノーブル博士（中央、記者会見で）

喫煙防止教育　小学低学年から必要

「中・高生では遅すぎる」

デノーブル博士（元タバコ研究者）が報告

ＷＨＯが定めた「世界禁煙デー」はタバコを吸わない社会をめざして、加盟各国にタバコ規制対策をアピールしているもので、ＷＨＯは今年のスローガンに「タバコは人殺し、騙されるな」とストレートに明言。日本では今年、二十歳未満のタバコを禁止する「未成年者喫煙禁止法」の施行一〇〇周年を迎えたことから、若者の喫煙問題を焦点にした活動が各地で繰り広げられた。

タバコ問題のＮＧＯ・市民団体で構成する「ＳＴＯＰ未成年の喫煙！運動実行委員会」（五島雄一郎・東海大学名誉教授）は、未成年者喫煙禁止法制定一〇〇周年キャンペーンとして記念フォーラムを都内で開催。米国大手タバコ会社のフィリップ・モリズ研究所の元研究者だったＶ・デノーブル博士を招き、講演会とフリートークセッションでタバコの危険性を訴えた。

デノーブル博士は二十年前、フィリップ・モリス社の研究所で「安全なタバコ」研究の依頼を受けて、ネズミにニコチンを与える実験から、ネズミがニコチンのみを求め続けるというニコチンの薬物（麻薬）依存性を証明。ところが、その実験結果が不利になると考えた同社は、博士を突然に解雇。その後、博士は政府の委員会などで、タバコ産業が隠していた秘密情報に風穴を開ける証言を行っている。

講演の中で、博士は当時の実験内容について詳しく説明し、「喫煙するとニコチンは肺から心臓を経由してわずか四秒で脳に達する。脳に入るとニコチンは脳の働きを変えてしまい、いつしか依存症を誘発する。人間の場合、十二歳ぐらいで一日に一本か二本のタバコを少しづつ吸い始めると、約六ヶ月で完全な依存症を形成する」と報告。喫煙防止教育は高校生ではすでに手遅れで、小学生低学年からの予防教育が必要であると指摘した。

フォーラムでは喫煙問題に関する会場からの様々な質問を受け付けて、講演者・スピーカーと参加した市民は活発な質疑応答・論議を深めた。

未成年者喫煙禁止法制定100周年で未成年者の喫煙禁止のNGOフォーラムを伝える新聞（『週刊消費経済新聞』2000年6月22日号）

なう者に代りて未成年者を監督する者亦《また》前項に依《よ》りて処段《しょだん》す。

第四条（販売者の処罰）満二十年に至らざる者に其の自用に供するものなることを知りて煙草又は器具を販売したる者は一万円以上二万円以下の罰金に処す。

一読しておわかりのように、この法律は「子どもを罰する法律」ではありません。未成年者は「吸ってはいけない」ということだけで、〝罰則規定〟はまったくないのです。ところが今、全国のほとんどの高校では、校内での喫煙を見つけたり、たばこを所持していた場合には、最初は「先生の説諭《せつゆ》」、次には「自宅謹慎《じたくきんしん》」、何度目かには「停学《ていがく》」、最後には「退学《たいがく》」というような〝生徒に対する処分〟が行なわれています。

これでは、実際のところイタチごっこで、問題解決には至りません。しかも「未成年者喫煙禁止法」は、親権者《しんけんしゃ》と販売者を罰する法律ですから、厳密に判断すると、たばこが原因で停学や退学等の処分を受けた子どもの親が「教育権《きょういくけん》の侵害《しんがい》」という趣旨で訴訟を起こせば、その裁判に勝つのではないか、と私は思っています。

この法律を国がきちんと守っていく気があれば、たばこの自動販売機など、とても街頭や駅に設置しておける代物《しろもの》ではありません。未成年者にたばこを売る度に一万円以上の罰金を払っていたのでは、いくらたばこを売っても赤字となり、すぐに廃止《はいし》の運命となるでしょう。

西暦二〇〇〇年は、この「未成年者喫煙禁止法」が施行《せこう》されてから、ちょうど百年を迎えました。根本正議員の出身地、茨城県那珂郡那珂町《なかぐんなかまち》では「根本正顕彰会」を作り、研究会を重ねています。

百年を経過して、現実にそぐわない部分も目立つようになってきたこの法律は、自販機の禁止や大人の黙認・未成年者への販売に対する厳罰などをきちんと盛り込んで、意義ある法律にする必要があると思っております。

「大人が罰せられる」のが、「未成年者喫煙禁止法」の中身なのです。

Q42 たばこの自動販売機には問題がないのですか？

お酒の自動販売機は撤去されつつありますが、たばこはまだのようです。ＷＨＯや海外各国では、たばこの自販機を認めているのですか？

たばこの自販機は「ロボット」です。小学生でも幼稚園児《ようちえんじ》でも、お金を入れてボタンを押せばたばこが買えるからです。

たばこの自動販売機は、大きな社会問題です。自動販売機の数は、一九七五年では約一八万台だったのですが、八二年には三〇万台を突破。その後もどんどん増え続け九九年には約五三万台と、たいへんな数字となっています。

最も大きな問題は、「未成年者喫煙禁止法」との関連です。未成年者に対してたばこを販売することを禁止しているこの法律の趣旨を、自動販売機は完全にホゴにしている訳です。

二十歳以下の未成年者がたばこを買う場合、七割以上が自動販売機からという調査結果がでています。たばこの自動販売機は、最近とくに大型化し、カラフルになり、しかも機種によっては、ビールも一緒に買えるなど、「未成年者飲酒禁止法」との問題も生じております。

　お酒の自動販売機は、業界の自主規制《じしゅきせい》や監督官庁《かんとくかんちょう》である国税庁《こくぜいちょう》の方針などもあって、従来型の自販機を二〇〇〇年の六月から中止しました。

　私たちは、たばこの自動販売機について、お酒が中止をしたのですから、たばこの自販機も当然中止すべきであると考えております。

　しかし、日本たばこ産業と大蔵省は、地方自治体でたばこ自販機中止などの動きが出てくると、市町村長や議会、関係部局《かんけいぶきょく》に強力な圧力をかけ、その計画を潰《つぶ》しています。その理由は、たばこ税の国、自治体への収入が大きな財源になっているからです。

　ＷＨＯでも、この自動販売機問題を非常に重視しています。また、イタリアやアイスランド、アメリカ、スウェーデン、韓国《かんこく》、台湾《たいわん》では、法律や条例で自動販売機の設置を禁止している例もあります。

　たばこに限らず、日本ほどありとあらゆる商品が自動販売機で売られている国はありません。自動販売機はいわばロボットですから、人と人との触れ合いがますます少なくなり、殺ばつとした世の中を作り出す原因の一つにもなっています。

　詰め込み授業、受験地獄《じゅけんじごく》、いじめ、都市のコンクリート化、情報過多社会《じょうほうかたしゃかい》など、イライラする社会現象が、子どもたちをたばこやお酒に走らせていますが「自動販売機」の存在も、そのような風潮にかなり拍車をかけているのではないでしょうか。


たばこ自販機の普及台数および自販金額の推移

年	普及台数	売上金額（億円）
一九七八	二七万三九五〇	二八七二
一九八三	三三万四九四〇	六〇二四
一九八九	四四万三四六九	一万二九九五
一九九〇	四七万五六四〇	一万四〇六五
一九九一	四八万九〇〇〇	一万四五九〇
一九九二	四九万五九〇〇	一万四九二八
一九九三	四九万五〇〇〇	一万五〇二二
一九九四	四九万四四〇〇	一万五一〇〇
一九九五	四九万八八〇〇	一万五二八六
一九九六	五〇万四四六〇	一万五四九三
一九九七	五〇万五九七〇	一万五五五五
一九九八	五二万七二〇〇	一万六二七八
一九九九	五二万八七〇〇	一万六八四一

出所）日本自販機工業会

Q43

国会ではたばこの有害性を取り上げているのですか？

国会の中で喫煙問題があまり取り上げられていないようです。広告や自販機の規制、禁煙教育や分煙の推進など、真剣に議論して欲しいと思うのですが……。

国会でたばこの問題を追及する議員の数は極めて少ないのが残念です。最近では山《やま》本孝史《もとたかし》議員（民主党）が、熱心な追及を行なっていました。

「嫌煙権《けんえんけん》」運動が誕生したのは一九七八年二月でしたが、その年の四月十一日、公害・環境問題特別委員会《かんきょうもんだいとくべついいんかい》で草川昭三《くさかわしょうぞう》代議士（公明・国民会議／当時）が国立病院・療養所の喫煙問題について質問しました。厚生省公衆衛生局長《こうせいしょうこうしゅうえいせいきょくちょう》は、これらの待合室を早急に禁煙にする旨答弁《とうべん》、これが「嫌煙権」について初の国会論議となったのです。

この質問がきっかけとなって、同年五月十日、「嫌煙権確立《けんえんけんかくりつ》を支持する国会議員の会」が超党派で結成されました。代表・向山一人《むかいやまかずと》（自民）、事務局長・草川昭三（公明・国民会議）、島本虎三《しまもととらぞう》（社会／故人）、柿沢弘治《かきざわこうじ》（新自ク・当時）、田中美智子《たなかみちこ》（共産）、秦豊《はたゆたか》（社民連）、和田耕作《わだこうさく》（民社）、山田勇《やまだいさむ》（横山ノック／二院ク・当時）の九氏で、結成時の様子はマスコミでも大きく取り上げられ、嫌煙権運動の基礎を作ってくれました。

麻薬・覚醒剤乱用防止対策推進議員連盟

衆議院議員五二名、参議院議員二六名計七八名の国会議員が参加した超党派の議員連盟があることがわかりました。会長は、何とヘビースモーカーの橋本龍太郎元首相、幹事には、津島雄二、丹羽雄哉、根本匠などのたばこ族議員も名を連ねています。しかし、この七八名の議員の中で、「たばこも麻薬である」と考えている議員は多分ゼロでしょう。

現在、全く機能を休止している「喫煙対策推進国会議員連盟」を再開し、少なその後、新幹線や長距離列車に対する禁煙車設置の運動に呼応《こおう》して、熱心な議員が何回か各関連委員会で質問に立ち、世論を変えるための努力を重ねていただきました。その後、向山議員や島本議員の引退《いんたい》、マスコミの取り上げ方が減ってきたなどの理由が重なって、この「国会議員の会」は開店休業の状態がしばらく続きました。

一九八五年に草川昭三氏が中心となって会の名称を変更し、「喫煙問題国会議《きつえんもんだいこつかいぎ》員懇談会《いんこんだんかい》」として新たなスタートを切ろうといろいろ働きかけを行ないましたが、賛同議員が少なく、また各政党の無関心さもあって再度ブランク状態が続いています。

現在、たばこ問題の解決に関心をもっている議員は、冒頭の山本孝史氏の他、宮下《みやした》創平《そうへい》、武見敬三《たけみけいぞう》（以上、自民）、江田五月《えださつき》、竹村泰子《たけむらやすこ》、円《まどか》より子（以上、民主）、浜四津敏子《はまよつとしこ》、池坊保子《いけのぼうやすこ》、遠藤和良《えんどうかずよし》、福本潤一《ふくもとじゅんいち》、加藤修一《かとうしゅういち》（以上、公明）、岩佐恵美《いわさえみ》（共産）、福島瑞穂《ふくしまみずほ》（社民）などの各氏がおりますが、まだまだ数は少なく、残念ながらＪＴや大蔵省を追い詰めるまでにはいたっておりません。

アメリカ議会が、共和、民主両党合わせて六〇人を上回る「禁煙・嫌煙派議員」がたばこ会社を「死《し》の商人《しょうにん》」「犯罪企業《はんざいきぎょう》」「公害企業」として追及していることを知るにつけ、羨《うらや》ましいと思うこととしきりです。

＊（なお、冒頭の山本孝史議員は、二〇〇〇年六月の衆院選で惜しくも落選しました。）

くとも五〇名以上の議員が活動を展開して欲しいと願っています。

Q44

たばこが危険とわかったのはいつ頃からですか?

昔から、たばこの有害性は多くの人が指摘していたと思いますが、科学的な追及が始まったのはいつごろですか。欧米先進国はどうだったのでしょうか?

一九六二年、イギリスの王立医師会《おうりついしかい》が出した報告書「Smoking and Health」によって、喫煙の有害性が追及され、徐々に医学上の大きな問題であることが浸透してきました。

アメリカでも一九六四年に、たばこの有害性をレポートした『公衆衛生総監報告書《こうしゅうえいせいそうかんほうこくしょ》』が出されました。四〇〇頁近くのその報告書に、肺がん、心臓病、その他の病気と喫煙の密接な関係が詳しく述べられ、この報告がきっかけとなって、多くの人が禁煙に踏み切り、たばこの警告表示が実現し、電波媒体《でんぱばいたい》でのたばこＣＭが追放されたと言われています。

この英米両国の報告書は、「喫煙は有害」という点を明白にしたものであり、とくに医療関係者《いりょうかんけいしゃ》などの喫煙率が大幅にダウンしました。これが六〇年代から七〇年代半ばまでの歴史です。

七〇年代半ばからは、周囲の人への危険性が論議されるようになってきました。いわゆる「受動喫煙」（間接喫煙／Passive Smoking）の問題です。

最も早く、室内のたばこ汚染について条例で規制したのは、アメリカのミネソタ州です。一九七五年、ジーン・ワイガム女史が中心となって市民運動を起こし、議員の協力もあって、「室内空気清浄法《しつないくうきせいじょうほう》」（Clean Indoor Air Act）という州法《しゅうほう》を成立させました。この法律では、公共の場所や集会の喫煙が、特定の喫煙スペースを除いてすべて禁止されました。違反については一〇ドルから一〇〇ドルの罰金を課せられるという内容でした。一九七九年一月、アメリカ公衆衛生総監《こうしゅうえいせいそうかん》の新しい報告書が発表されました。一二〇〇頁ものこの報告書は、過去十五年間の三万件に及ぶ科学論文をまとめたものです。カリファーノ総監は、同報告書の巻頭で「喫煙はスローモーションの自殺である」と警告、全国的規模で喫煙慣習にブレーキをかけていこうと、政府の根本的な取り組みを促しました。

一九八三年、平山博士は、日本における二九の保健所を対象にして、二六万人を上回る人の十六年間の継続観察結果をまとめました。その中に、自分ではたばこを吸わないのに、肺がんになった既婚《きこん》女性が二〇〇人いました。それぞれの夫の喫煙本数を調べてみると本数に比例して肺がんの死亡率が高くなっていました。その後、ギリシャ、アメリカなどでも、夫の喫煙によって妻の肺がん死亡比が高くなっていることが証明されています。これらのことから平山博士は、公共の場所、職場でも、他人のた

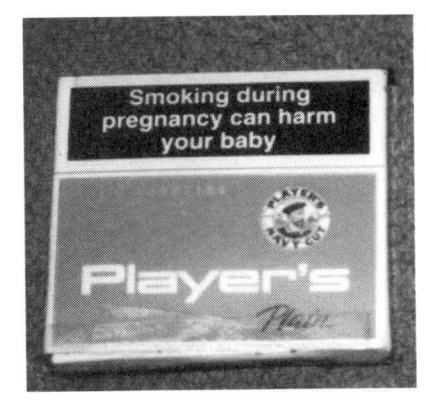

「妊娠中の喫煙はおなかの赤ちゃんを傷つけます」と表示されたカナダのたばこの箱

ばこによる健康被害の重大な危険性を指摘しはじめました。

まとめてみると、六〇年代～七〇年代半ばは「能動喫煙の危険性」（本人の害）がわかってきた時代、そして七〇年代後半～八〇年代は「受動喫煙の危険性」（他人への害）が大きな社会問題としてクローズ・アップされた時代、ということがいえるでしょう。

そして九〇年代以降は「喫煙の依存性」（中毒性＝adictive）が追及される時代といえます。

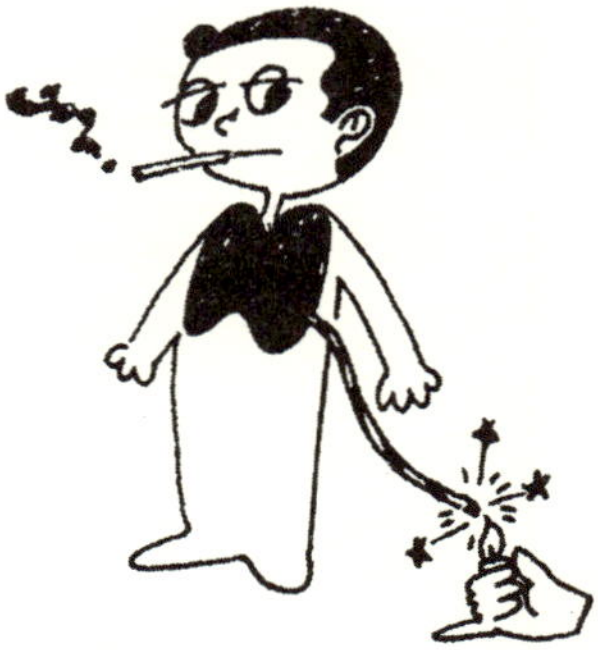

絵＝ふじまき・しずか

Q45 禁煙運動の先進国はどこですか？

たばこの有害性に取り組み、政府が先頭に立って国民に禁煙・嫌煙の思想を広め、さらに広告や宣伝、自動販売機を厳しく規制している国はどこですか？

すべてのたばこCMを追放し、禁煙教育・防煙教育《ぼうえんきょういく》を実施しているのがノルウェーとカナダ、シンガポール、オーストラリアなどです。

ノルウェーでは、政府が先頭に立って、一九七五年にたばこの一切の広告を禁止する法案を作りました。そして、家庭、学校、地域などでの禁煙教育の強化や公共の場、職場の喫煙規制を進めた結果、着実に喫煙率が下がり、とくに未成年者の喫煙は、二一世紀の前半にはゼロという目標に向かって進んでいます。

スウェーデンは一九七五年から「たばこを吸わない世代を作ろう」（No Smoking Generation Program）という国家目標を掲げ、ここでも政府、医学団体が積極的に禁煙教育、啓蒙《けいもう》活動に力を注いでいます。また、たばこの箱には一六種類もの警告文が用意されており、喫煙が多くの病気や早死の原因となっていることを表示しています。

一九八三年七月、カナダ・ウイニペグ市で「第五回喫煙と健康世界会議」が開催されました。初日挨拶《あいさつ》に立ったモニク・ベジャン厚生大臣《こうせいだいじん》は、カナダでも十五カ年計画で「たばこを吸わない世代づくりプログラム」を八二年から開始したこと、たばこの税金を上げることなどを報告し、盛んな拍手を浴びました。

カナダは、この会議以降次々に具体的な喫煙規制策を打ち出し、一九八八年には国内線航空機の全面禁煙、八九年からたばこ広告の全面禁止、九一年からはたばこの警告表示が強化され、初めて「喫煙は中毒になる」（Cigarrets are addictive）という画期的な警告文《けいこくぶん》が書かれることとなりました。

オーストラリアでも、政府、医学団体が「ＱＵＩＴ」キャンペーンを展開し、八四年に三一パーセントだった喫煙率が、八九年には二四パーセントまでに下がり、さらに一九九〇年の世界会議開催を契機に、規制対策を強化しました。たばこの警告表示も詳しく危険性を指摘し、すべてのたばこＣＭが禁止されました。

アメリカでは七六年に、四一の州で、喫煙規制の条例が審議され、そのうち一九の州で二三の条例が成立しています。七八年には二八の州で喫煙規制条例《きつえんきせいじょうれい》が議会を通過しました。

一九八三年には、サンフランシスコ市で職場の「分煙条例」がウェンディー・ネルダー議長（弁護士）の努力で成立しました。この条例の骨子は「雇用者は喫煙者の席または部屋を分けなさい」ということです。「分煙」とは原文の主旨を生かして私が名付けたものです。

第五回喫煙と健康世界会議報告

（一九八三年七月十日〜十五日、カナダ、ウィニペグ）

健康に対する影響

勧告1　女性たちの健康グループの活動を大幅に増やすことが必要であり、また、女性のためのプログラムの効果を評価するための調査網を東西両半球のそれぞれにおいて確立することが必要である。

勧告2　低タール、低ニコチンたばこの有害性を評価するために、これらのたばこの果たす役割についての研究努力を強化すべきである。

勧告3　この会議で明らかに示された関心と熱意に基づいて、第六回世界会議のプログラムを計画する際には、非喫煙者の権利の問題に適切な重点を置くべきである。

勧告4　できるだけ多くの国々のたばこ消費量や人口動態統計などの日常的なデータの利用可能性を増大させるべきである。

アメリカはその後、エベレット・クープ公衆衛生総監が、他のあらゆる保健衛生上《ほけんえいせい》の問題に優先して「たばこ病」の解決をめざして取り組みを行ない、同時にアメリカ医師会、アメリカガン協会、肺協会（日本の結核予防会《けっかくよぼうかい》にあたる）、心臓協会などの医学団体も、この政府の方針を全面的に支持して、巨大なたばこ産業と対決しています。クープ総監引退後、歴代の公衆衛生長官も非常に熱心に取り組んでおり「スポーツ大会にたばこ会社が出す賞金は、多くの人を殺した〝血の金〟だ。選手はこのような汚れた金は受け取って欲しくない」「たばこ会社の広告や販売拡大政策はモラルに反する」などと述べ、たばこ会社との全面的な対決の姿勢を示しています。

その他、台湾、韓国、タイ、マレーシアなどアジアの国々も、政府と医学団体、消費者団体などが緊密に手を組んで、成人、未成年者の喫煙対策に乗り出しています。

勧告5　受動喫煙とその健康に及ぼす影響に関する研究をふやすべきである。

勧告6　発展途上国が自分自身のデータ・ベースを確立できるように、喫煙の有害な影響に関する研究について第三世界を支援すべきである。

Q46 「分煙」って何ですか？

「分煙」という考え方は、かなりソフトな表現のように思えます。吸える場所と吸えない場所を分けることが、そんなに重要なことなのですか？

職場や交通機関、公共の場所で、たばこを吸える場所をきちんと分けていこうという考えが「分煙《ぶんえん》」の発想です。

カナダ・ウィニペグ市で「第五回喫煙と健康世界会議」が開かれた一九八三年七月、帰路サンフランシスコ市を訪問しました。目的は、ダイアン・ファインスタイン市長が、職場の「禁煙条例」にサインしたという新聞報道があり、出発前に同市長に手紙を出して、その条例について詳しく知りたいと、面会を求めていました。ファインスタイン市長は、この条例の提案者、ウェンディー・ネルダー議長と私たちが面会するよう手配をしてくれていたのです。

日本から同行した、伊佐山芳郎《いさやまよしお》弁護士、宮崎恭一《みやざききょういち》氏らとネルダー女史を訪ね「禁煙条例」の取り組みについて、詳しく話を聞き、条例の原文を入手しました。帰国後さっそくこの条例を翻訳したところ、「雇用者は、喫煙する従業員と吸わない従業員の

サンフランシスコ「分煙条例」（骨子）

喫煙は健康にとって危険であるとともに、閉ざされた場所にいる人々にとって重大な迷惑と不快の原因となるので、監理委員会は本条が⑴職場における喫煙を規制することにより公衆の健康と福祉を守り、また⑵使用者に対し、非喫煙者と喫煙者の両方の希望を調和させるような施策を講ずることを義務づけ、また、もし満足な調和をはかることができない場合には、職場での喫煙を禁止するよう義務付けることにより、喫煙による有毒な影響を最小限にすることを目的とするものであることをここに宣言する。

席または部屋を分けなさい」という部分が骨子となっていることを知りました。マスコミは「禁煙条例《きんえんじょうれい》」とか「嫌煙条例《けんえんじょうれい》」と取り上げていましたが、実はたばこを吸うなとか、喫煙者をなくせという文言は一切入っていなかったのです。そこで、ふと閃《ひらめ》いたのが「分煙」という言葉でした。

要は「たばこの煙を分ける」ことが問題解決の第一歩であり、戦術的にはとりあえず吸う場所、吸えない場所を区分することは重要なステップとなるわけです。

この「分煙」というネーミングを、当時私が発行していた公害問題の専門誌『環境破壊《かんきょうはかい》』一九八四年三月号で「サンフランシスコ市で『分煙条例』実施」というタイトルで紹介しました。

「嫌煙権」運動がスタートしてから五年が過ぎていましたが、まだなかなか素直に私たちの主張が認められない側面もあり、とくに「禁煙」「嫌煙」という言葉、考え方に対するアレルギー反応は、残念ながらたばこを吸わない人にも存在し、やや運動の進め方にもマンネリが生じていたような気がします。

そこにこの「分煙」が、鋭く切り込みました。「禁煙」というと渋い顔をするヘビースモーカー氏でも、「分煙」については〝ケシカラン〟とは言えないからです。「分煙」には、もう一つの大きな狙《ねら》いがあります。もともとスモーカーの大部分は「やめたい」と思っているわけですから、「分煙」が徹底して、吸う場所が限定されると、わざわざその場所へ行って吸うんなら、もう面倒臭いからこの際、禁煙（断煙《だんえん》）して

---

(1)使用者が非喫煙者である従業員と喫煙者である従業員の両方の希望を調和させるよう便宜をはかること、および(2)もし影響を受けるすべての非喫煙者従業員のために満足できる調和をはかることができない場合には、使用者は、職場での喫煙を禁止することを義務付けるものである。

イ　非喫煙者である従業員は誰でも、その職場における喫煙に関し、使用者に対し異議を申し立てることができる。事務室空間の既設の換気装置、部屋の区分、間仕切などの手段を使って使用者は、非喫煙者である従業員と喫煙者である従業員の両方の希望の間に合理的な調和をはかるよう試みなければならない。

ロ　ある職場において、もし影響を受けるすべての非喫煙者従業員のために満足できる調和をはかることができない場合には、非喫煙者従業員の希望が優先するものとし、使用者は、当該職場における喫煙を禁止しなければならない。

しまえとか、大幅に節煙《せつえん》することになり、結果的には家族や同僚の受動喫煙の被害がなくなり、そして本人の健康、財産（たばこ代その他）が助かるのですから、こんなに素晴らしいことはないのです。

厚生省が発行した『喫煙と健康問題に関する報告書』（『たばこ白書』）や、一九九六年に報告された労働省の『職場における喫煙対策のためのガイドライン』、そして東京都のたばこ規制対策の中でも「分煙」は高く評価され今後の喫煙問題解決へのキーワードとなっています。

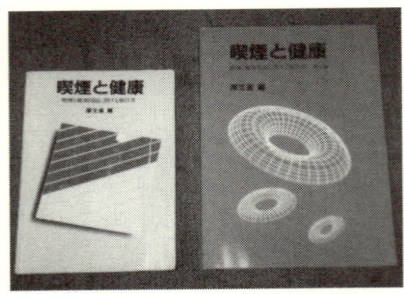

厚生省が発行した『たばこ白書』（左が1987年、右は1993年発行）

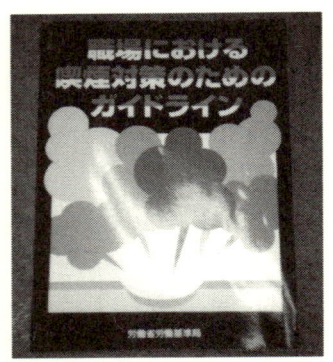

労働省が発行した『職場における喫煙対策のためのガイドライン』（1996年）

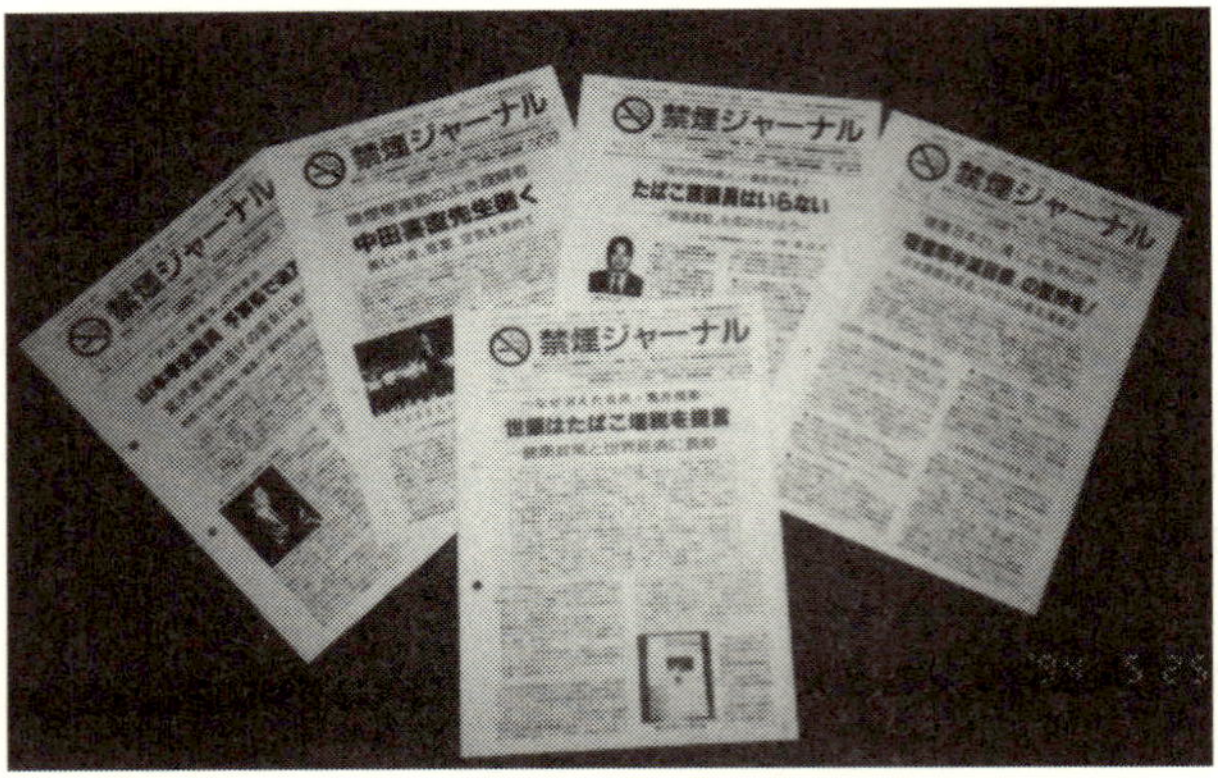

一九八九年に創刊されたたばこ問題の核心に迫る『禁煙ジャーナル』

Q47 日本の嫌煙権運動のスタートは？

たばこの煙に悩まされている人々が、交通機関や公共の場、職場の煙害に対して声を上げ、社会運動として取り組みを開始したのはいつごろですか？

一九七六年暮、東京・四谷のデザイン会社に勤めていた、コピーライターの中田みどりさんが、職場のたばこの煙に耐えかねて「嫌煙権《けんえんけん》」という新しい言葉を創りました。

その当時、たばこの煙が空気を汚染しているという認識などほとんどなく、周囲の人々への「受動喫煙」の被害や、諸外国の喫煙規制の動きなどは、ほとんど報道されていませんでした。それに何といっても、まだ日本は「専売公社《せんばいこうしゃ》」時代だったわけですから……。

一九七七年の七月ごろ、中田みどりさんの上司である藤巻和氏《ふじまきしずか》（当時はスモーカーでした）が、子どもの顔とチューリップを組みあわせた「嫌煙バッジ」をデザインし、わずか一〇〇個ほど作成しました。従って、東京での嫌煙権運動はほんの数人がこのバッジを胸に、ささやかに「たばこの煙が苦手です」という意志表示を行なったのが

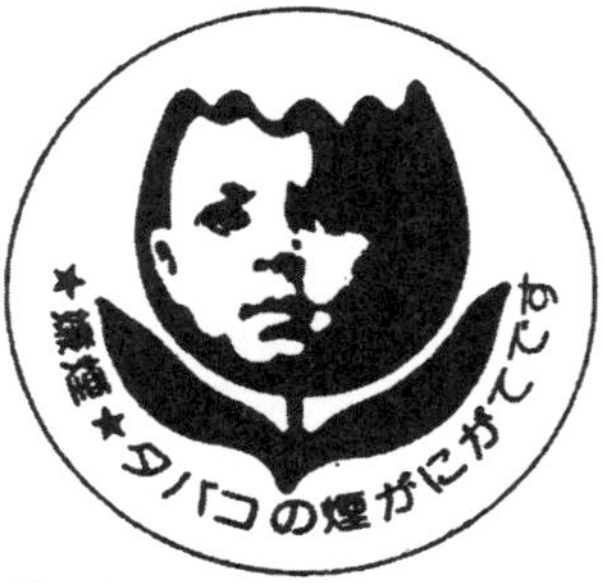

嫌煙バッジ
空気の汚染に弱いチューリップと幼児の顔をデザイン化したもの。

最初です。

しかし、ただバッジを付けているだけでは、なかなか運動としての広がりがないということで、中田、藤巻両氏は他の公害問題や消費者運動《しようひしやうんどう》に関わっていたメンバーにも声をかけ、会を結成しようと半年ほど準備を重ねました。

一九七八年二月十八日、四谷駅前の写真文化会館に、日ごろたばこの煙に悩まされている約六十名ほどの市民が集まりました。医師、教師、弁護士、会社員、主婦、商店主、牧師など職業も年齢も様々でしたが、皆「たばこ公害」を何とかなくしたい、という情熱を持った人たちでした。この日「嫌煙権確立をめざす人びとの会」が正式に発足したのです。

実は、この日の司会・進行役を務めたのが私でした。公害の絵本づくりで、藤巻氏や中田さんが「コンシュートピア創造群《そうぞうぐん》」（コンシューマーのユートピアをめざそうという趣旨のネーミング）の活動を行なっており、ＰＣＢ、合成洗剤、農薬、原発、食品添加物などの問題点を啓発する「絵本づくり」で顔を会わせている仲間でした。当時私は「公害問題研究会」の専従スタッフとして『環境破壊』というタイトルの月刊誌の発行・編集に携わっていたのです。

「嫌煙権確立をめざす人びとの会」の誕生は、マスコミで大々的に報道されました。中田さんが提唱した「嫌煙権」という造語は、あっという間に全国に拡がり、各地から問い合わせのハガキや手紙が殺到しました。

「嫌煙権」とは
たばこを吸わない人が、巻き添え吸引をさせられたくないと主張する権利。煙の害は周辺に強く及ぶため、公共の場所、交通機関などでの禁煙の拡大が要求されている。（講談社『大事典ｄｅｓｋ』）

「嫌煙権運動」三つの権利
①たばこの煙によって汚染されていないきれいな空気を吸う権利
②穏やかではあっても、はっきりとたばこの煙が不快であるという権利
③公共の場所での喫煙の制限を求めるため社会に働きかける権利

中でも、国鉄の長距離列車の煙害で悩んでいる方々からの声や、病院待合室での煙害を訴える内容も数多くありました。

「嫌煙」に「権」を付けたことから、法律家もこの運動に注目し、発会の日には、伊佐山芳郎弁護士が諸外国の喫煙規制を調べて、詳しく報告しました。

そして、わずか二カ月後の四月「嫌煙権確立をめざす法律家の会」が、伊佐山弁護士を代表にスタートしました。この法律家の方々の自発的参加が、その後の「嫌煙権訴訟」で大きな力を発揮します。

一方、「嫌煙権確立をめざす人びとの会」の発足する前年、一九七七年五月に、北海道で「非喫煙者を守る会」（代表理事・黒木俊郎《くろきとしろう》弁護士）というほとんど目的を同じくする団体が既に旗揚《はたあ》げしていたのです。また名古屋でも、同年秋、「たばこの害を追放する人びとの会」が活動を開始しており、北海道《ほっかいどう》と名古屋で、まったく横の連絡もないまま、ノンスモーカーサイドの市民運動が誕生していました。

このように北海道、名古屋、東京とも、たばこの煙による空気汚染、健康被害を何とか解決したいという、市民一人一人の自発的運動だったわけです。

一部の作家、評論家などが「日本の禁煙・嫌煙運動は、アメリカの真似《まね》をしてけしからん運動だ」などと言っていますが、日本独自の市民運動だったことをまったく調べようともしないで誹謗《ひぼう》・中傷《ちゅうしょう》している、無知・無理解発言であることを、厳しく指摘しておきたいと思います。

Q48 「たばこ病訴訟」って何ですか

「たばこ病」という病名は、普段あまり聞かない言葉です。具体的には、どんな病気で、どんな内容の裁判なのか教えて下さい。

一九九八年五月十五日、肺がん、肺気腫、喉頭がんなど「たばこ病」に悩んでいる原告七名が、JTと国（大蔵省・厚生省）を相手どって東京地裁《とうきょうちさい》に提訴《ていそ》した裁判です。

この裁判には、弁護団として伊佐山芳郎（団長）、三枝基行《さえぐさもとゆき》、吉岡睦子《よしおかむつこ》（副団長）・山口紀洋《やまぐちきよう》（事務局長）氏など一六弁護士が参加、JTと大蔵・厚生の両省の責任を追及する、わが国で初の本格的訴訟です。

原告団長は、荒木照夫《あらきてるお》氏（歯科医師）で、長年の喫煙で片肺を切除《せつじょ》してしまった方です。

この裁判がマスコミで報道された後、「自分が好きで吸っていたのだから、〝自業自得〟ではないか」という声も聞かれました。しかし、ニコチンには強い依存性《いぞんせい》があり、喫煙者の七割以上が「やめたい」と思っているという数多くの調査があります。たばこ会社は、たばこの依存性（中毒性）を隠して、大々的な広告・宣伝を展開し、「吸わ

個人のたばこ賠償訴訟
九七億円支払い命令　米評決

【ロサンゼルス三十日＝河野博子】米オレゴン州ポートランドのアルトノマ郡裁判所陪審団は三十日、肺がんで死亡したポートランド在住のジェシー・ウイリアムズさん（六十七）（当時）の遺族が「長年の喫煙のため、発病・死亡した」と主張して、大手たばこ会社のフィリップ・モリスを相手取り損害賠償を求めていた訴訟で、同社に懲罰的損害賠償の七千九百五十万ドル（約九十五億四千万円）を含む八千百万ドル（約九十七億二千万円）の支払いを命じる評決を下した。個

せる」ように仕向けてきたのです。

また、日本のたばこには、具体的な警告表示《けいこくひょうじ》はまったくありません。他の多くの国々では「喫煙はがんの原因である」「心臓病、肺気腫の原因である」「喫煙はあなたを殺す」などの厳しい警告表示がなされております。ところが日本では、新聞、週刊誌、看板、電車の中吊り、イベントなどで「たばこはリラックスできる」「かっこいい」「うまい」「美味《おい》しい」など喫煙を煽《あお》る誤ったイメージを与え続けており、海外との格差は広がる一方です。

大蔵省と厚生省《こうせいしょう》を「被告」の座に据えているのは以下の理由です。

まず大蔵省は、一九〇四年から一九八一年まで八一年間にわたりたばこの製造・流通・販売に全面的に関与し「専売制」をとってきました。現在でもJTの株の七割近くは大蔵大臣の名義であり、またJTの歴代社長は、三人とも大蔵省の高級官僚《こうきゅうかんりょう》が天下っているのです。国民の健康を守る立場の厚生省も、本格的なたばこ対策を怠ってきたのであり、国の責任は重大です。

この訴訟の第一二回口頭弁論が二〇〇〇年六月十三日に行なわれました。この日は、原告の荒木照夫氏の喫煙と肺がんの関係をめぐる本人尋問《じんもん》があり、長年の喫煙の状況などが詳しく陳述されました。これに対しJT側は、喫煙と疾病《しっぺい》の因果関係を否定するかのごとき意地《いじ》の悪い反対尋問に終始し、傍聴席《ぼうちょうせき》からは、訴訟支援メンバーの厳しい視線が浴びせられていました。

人の喫煙被害に対する賠償額としては過去最高。

訴えによると、公立学校の清掃作業員として働いていたウィリアムズさんは、一日に「マルボロ」三箱を吸う喫煙家で、九七年に悪性の肺がんと診断され、その五か月後に死亡した。遺族はウィリアムズさんが健康に有害なものが売られているわけはないと信じていたと主張し、製造会社の責任を追及した。

米国での個人がたばこ会社を相手取った損害賠償請求訴訟では、先月サンフランシスコの裁判所陪審が、やはりフィリップ・モリス社に対し、原告女性への懲罰的損害賠償五千万ドル（約六十億円）を含む五千百五十万ドル（約六十一億八千万円）の支払を命じた評決を出した。今回の評決は、これを抜いて最大の賠償額となった。フィリップ・モリス社は、今後上訴する方針。（『読売新聞』一九九九年三月三十一日付より）

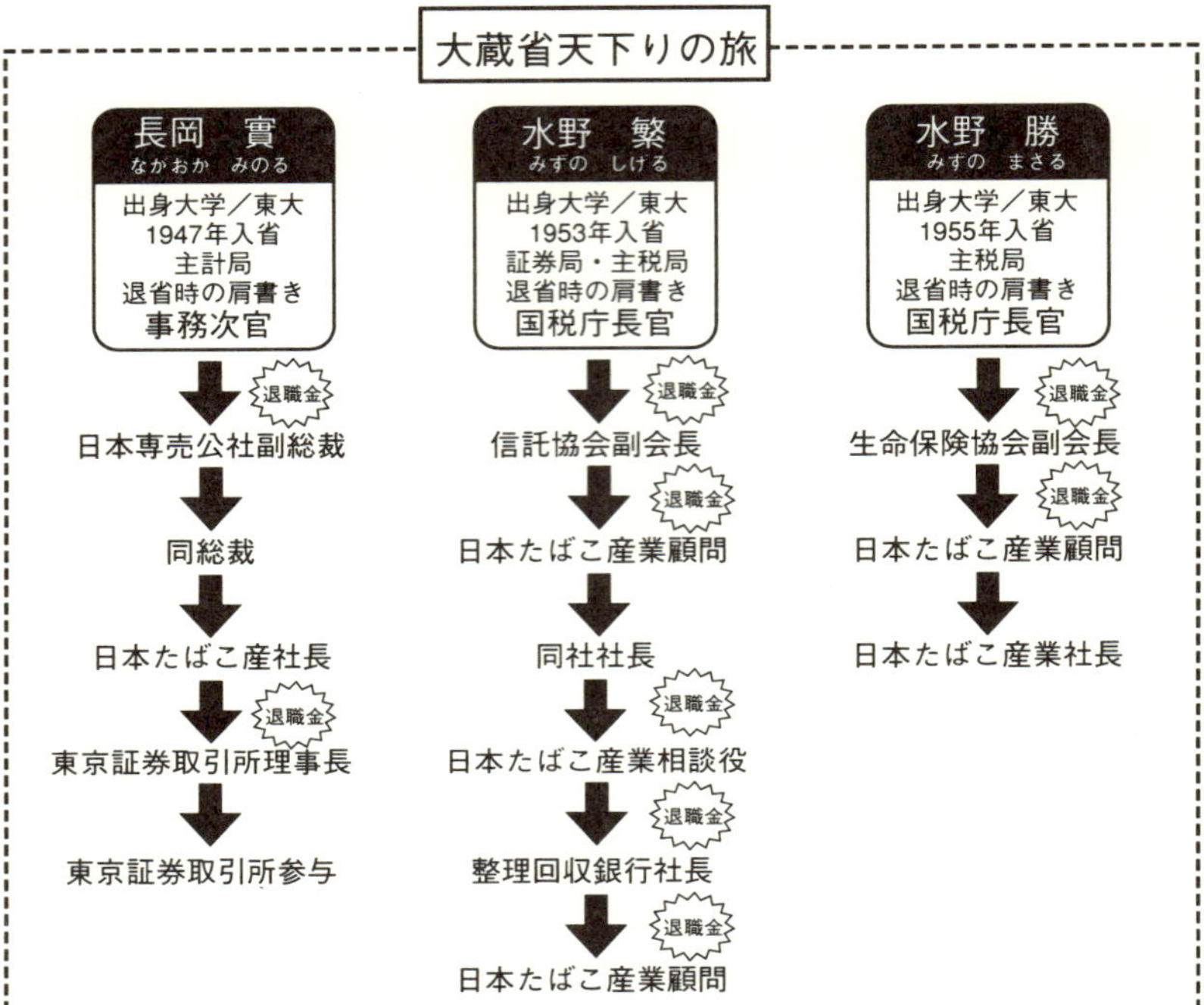

●大蔵省等出身のＪＴ役員一覧（97年7月末）●

役員	氏名	前職	大蔵省退職時の役職	学歴
社長	水野勝	生保協会副会長	国税庁長官	東大法
副社長	富沢宏		国税庁次長	東大法
専務	坪島正巳	小野薬品専務		京大医
平取	宮本積	小野薬品		徳島大
常任監査役	奥田良彦	アメリカンファミリー顧問	名古屋税関長	東大法

※役員33名中　東大卒18人，京大卒5人

大蔵省所轄のたばこ関連公益法人	代　表　者
（財）全国たばこ耕作者共済会	鹿児島県たばこ耕作組合長
（財）たばこ産業弘済会	前日本たばこ産業副社長
（財）日本葉たばこ技術開発協会	ユニック社長
（財）全国たばこ販売厚生会	全国たばこ販売生協組合会長
（社）日本塩工業会	前衆議院議員・元副総理
（財）たばこ総合研究センター	東京たばこサービス最高顧問
（財）海外たばこ技術協力協会	日本たばこ産業
（財）葉たばこ生産近代化財団	ユニック相談役
（財）ソルト・サイエンス研究財団	東京たばこサービス相談役
（社）日本たばこ協会	フィリップモリス社長

'98世界禁煙デー記念NGOシンポジウム資料より

しかしこの裁判は、七人の原告のうち、すでに二人が亡くなっており、他の原告の健康状態もあまり良くないので、一日も早い結審、判決が望まれます。

アメリカの最近の評決を参考に、東京地方裁判所は、ＪＴと大蔵省、厚生省に対し〝有罪〟の判決を出してもらいたいと、原告、弁護団、支える会では、強く願っています。

Q49 国が認めているたばこの販売を規制するの？

たばこは、いつでもどこでも手軽に入手できる商品として定着しているのに、これを厳しく規制していくとすれば、相当な抵抗が起こると思いますが……。

国が販売を認めている商品であっても、危険防止等のために、その製造、販売、広告や、表示のしかた、使用方法などが法令《ほうれい》で規制されている例は珍しくありません。

たとえば、医薬品は、病気をなおし、人の命を救うためになくてはならないもので、現にいろいろな薬が売られていますが、一歩誤ればかえって健康被害《けんこうひがい》のもとになることから、その製造、販売は「薬事法《やくじほう》」という法律で厳しく規制されており、また、誤った使用や乱用を防ぐため、広告についても規制されています。かつて「AF2」という豆腐に使われた防腐剤《ぼうふざい》のように、食品衛生上安全な食品添加物《しょくひんてんかぶつ》として認められていたものが、人体に有害であることが分かって、全面的に販売禁止とされた例もあります。

たばこの有害性が多くの科学的証拠《かがくてきしょうこ》によって明らかになってから、もう何十年もたっています。もし、たばこが今日発明されて、これからその発売の是非《ぜひ》を決めるとしたら、発売は許可されないだろうといわれています。

これほど有害な商品の製造販売が今日許されているのは、これまで既に長年にわたって広く用いられてきたことと、国民の健康より目先の税収入《ぜいしゅうにゅう》が大切という誤った国の政策によるものです。

従って、理論的に言えば、健康に害のあることが明らかな以上、将来「AF2」の例のように、たばこの製造、販売を法令で全面的に禁止しても少しもおかしいことはなく、禁止しないまでも、テレビ広告や自動販売機による販売を禁止したり、公共の場での喫煙を禁止しても、法律上まったく問題はありません。

私たちは、多数の「たばこ依存症」となっている人がいる現実を無視して、いきなり法律で「製造・販売禁止」を打ち出そうとは毛頭《もうとう》考えておりません。

当面、他の先進国でも実施しているように、たばこの広告や自販機の禁止、イベントの規制、たばこの値上げ、そして禁煙教育や分煙対策の推進などによって、段階的に喫煙者と喫煙本数を減らしてゆきたいと考えているのです。

言葉を変えて言えば「吸いずらい社会環境」「売りづらい・買いづらい社会環境」をソフト・ランディングで作っていきたいと思っているのです。

政府関係省庁のたばこ規制対策の姿勢

政　府	根本的なたばこ規制対策を推進する意欲はゼロ。とくに、多くの閣僚が"たばこ族議員"であり、規制対策は望めない。	0
厚生省	『健康日本21』の作成、『厚生白書』における"依存性薬物"認定など努力を重ねているが、根本的対策は不十分。	55
労働省	「職場の分煙対策ガイドライン」を作ったが、企業の自主的判断に委ねられている。もっと積極的な行政施策が望まれる。	30
文部省	教科書、副読本にたばこの害を盛り込んだが、あまり熱意はない。	25
運輸省	交通機関に対する行政指導は、ほとんどなされていない。	5
警察庁	未成年者の喫煙を厳しく規制する意欲はまったく感じられない。	0
大蔵省	JTの7割の株を所有。たばこ事業の監督官庁として、喫煙の有害性を認めず。たばこ税収を重視し、国民の健康はまったく考えていない。	-50

注)「点数」＝100点満点　　作成＝たばこ問題情報センター

Q50 なぜ今禁煙が必要なのですか？

先進国では、国や医学団体が懸命にたばこを吸わないライフスタイルを選択するよう取り組んでいますね。「禁煙」はそんなに重要なことなのでしょうか？

ＷＨＯでは、たばこが原因の疾病《しっぺい》を、「予防可能な最大の疫病」と位置付けて、その規制を加盟各国に勧告しています。

健康な生活をおくるためには、食事のバランス、適度な運動、睡眠《すいみん》時間、ストレスの解消などが大切だと言われていますが、たばこをやめることが、病気を防ぐ上で最も重要な要素ということがわかってきました。

ところが日本では、長年の「専売制度」が大きなネックとなって、「たばこ病」についての正しい情報が国民に伝えられずにきた歴史があり、「喫煙と健康」の問題が、密接な関係を持つという事実が隠されてきました。

たばこの煙の中には四〇〇〇種類もの化学物質《かがくぶっしつ》が含まれており、その中で、約二〇〇種類の発がん物質・発がん促進物質があるということなども、ほとんど知られていないのが実態です。また、肺がんや喉頭がんなど呼吸器疾患とたばことの関係はかな

たばこ規制の国際条約制定へ　ＷＨＯ

【ジュネーブ二十四日＝三科清一郎】世界保健機関（ＷＨＯ）は二十四日の総会で、広告・販促活動規制などを柱とするたばこ規制枠組み条約の制定に乗り出すことを決めた。今後一年程度で各国との交渉に着手し、二〇〇三年までの条約採択を目指す。ＷＨＯは途上国中心に喫煙による健康被害の拡大の恐れを警告しており、新条約をテコにたばこ消費抑制の国際協力を進める方針。ＷＨＯが法的拘束力のある国際条約作りに乗り出すのは、四八年の設立以来初めて。

り知られるようになってきましたが、心臓病や肺気腫、胃がん、乳がん、膀胱《ぼうこう》がんなど、多くの疾病と喫煙が密接な関係を有することは、あまり知られておりません。さらに、本人のたばこの害の他に、受動喫煙の有害性もあります。

最近たばこをやめる人の中には「家族や周囲の人に迷惑をかけたくない」という理由で禁煙に踏み切る人が出てきました。ようやくたばこが「個人の趣味・嗜好《しこう》」ということだけではなく、社会的に問い直さなければならない、という機運《きうん》が出てきたのです。

もう一つ大きな問題があります。日本では、喫煙による社会的費用《しゃかいてきひよう》＝経済損失《けいざいそんしつ》がほとんど無視されています。アメリカ厚生省の最新の報告では、一年間のたばこによるコストはなんと七兆円を超えると計算されています。医療費《いりょうひ》が三〇兆円近くとなった日本でも、このアメリカのヘルス・コストは、もっと大きな問題として議論しなければなりませんし、医療全体の方向を「二次予防」重視の路線から「一次予防」に切り替えていく必要があります。そして、その中で、「たばこを吸わないライフ・スタイル」が、多くの病気や死亡を減らし、社会的費用の大幅削減につながる道であることを、私は強調したいのです。

ＷＨＯは近く、作業部会で条約の草案づくりに入る。法的な枠組みとなる条約に、具体的施策を盛り込んだ議定書が付属する形となる。密輸対策や免税販売の見直し、価格や課税の国際的調和、国際的な試験基準の作成、ラベルの規制などの内容が想定されている。

たばこの規制では、消費抑制を狙って税率を引き上げると密貿易が増えることなどから、国際協力が欠かせなくなっている。ただ、たばこの生産・輸出に経済を依存している国もあり、農業振興などの支援も条約の焦点となりそうだ。（『日本経済新聞』一九九九年五月二十五日夕刊より）

たばこ規制は世界の流れ

一九九九年十一月、ＷＨＯ（世界保健機関）は「たばこと健康に関する神戸国際会議」を四日間にわたり開催しました。

初日、ブルントラント事務局長は、「たばこ産業は人殺しである。女性と子どもにたばこを売り込んでいることに対し、その拡販政策をストップさせなければならない」と強調しました。

具体的には、①すべてのたばこ広告の禁止②自動販売機の撤廃③家庭、学校、社会、あらゆる場でのたばこの有害性についての教育・啓蒙活動の推進④各種イベントでのたばこ会社のスポンサーの禁止⑤たばこの値上げ―などですが、日本の場合、政府・自治体をはじめ、医学団体、教育機関そして消費者団体も、残念ながらこの問題に対する取り組みがほとんどなされていないのが実態です。

同年十二月に開かれた、国民生活センターが主催する「全国消費者フォーラム」では、劇作家の山崎正和氏を基調講演者にするなど、理解に苦しむ人物を起用、禁煙・禁煙運動関係者や識者、関係者から厳しい批判の声があがりました。

＊（山崎氏は九八年、毎日新聞「時代の風」で「たばこは文化である」と主張し、また厚生省の「二十一世紀のたばこ対策検討会」では、大蔵省の推薦委員として参加、会議の進行と結論を無茶苦茶にした〝主犯〟でした。また九九年十一月二十九日読売新聞「地球を読む」でも、厚生省の「健康日本二一計画」について論評を加え、「世界の先進国で健康カルトが荒れ狂っている」「健康崇拝は問題」などと口汚く罵った人物です）

「たばこ問題」について、世界の多くの国々が政府を中心に、医学団体、教育機関、市民団体、消費者団体が連帯を強め、規制対策を強化していることを、ぜひ日本の消費者団体の方々にもご理解いただき、二〇〇〇年以降、この有害商品の宣伝と販売に大きくブレーキをかけていただきたいと心から願っております。

さて日本の喫煙対策を考える際に、最も大きな問題は、たばこ事業の監督官庁が大蔵省であり、政府が日本たばこ産業㈱（ＪＴ）の株の七割近くも所有していることです。また、歴代社長が全て大蔵省の幹部であることも、他の国では考えられない人事です。

諸外国で「公害企業」「犯罪企業」と呼ばれ、最近では「死の商人」とまで位置づけられているたばこ会社の株を、約七割も所有していること自体、世界の動き、時代の流れに全く逆行しています。

「たばこ事業法」という法律にも、大きな問題があります。「わが国たばこ産業の健全な発展を図り、もって財政収入の安定的確保及び国民経済の健全な発展に資することを目的とする」と書かれているこの法律は、国民の健康より、たばこの税収の方が大切だという希代の悪法なのです。

九九年十二月、自民党の亀井政調会長が、一本二円のたばこ税アップを提唱した途端に、水野勝ＪＴ社長が記者会見を行ない、「販売本数が減って壊滅的打撃を受ける」などと反対しました。このＪＴの巻き返しが功を奏し、結局、増税案は見送りとなりましたが、その背景には、自民党税制調査会のたばこ族議員に対するＪＴサイドの強力な働きかけがあり、かなりの額の〝お土産〟持参でのロビー活動が展開された、と私は推測しています。

これは、正にブルントラント氏が強調した「死の商人」のやり口であり、自民党の族議員も同罪であると思います。国民の健康よりも、有害商品の販売減を案ずる国会議員は、〝選良〟といえるのでしょうか。

私たちは今後、国会、地方議会とも、たばこの規制に積極的に取り組んでいただく議員が一人でも多く当選するよう、働きかけを強めていきたいと考えております。

渡辺文学（『週刊消費経済新聞』二〇〇〇年一月二十日付より）

Q51 どうすれば禁煙できるの？

たばこを吸い出して一定の年数が経ってしまうと、なかなかやめられないようですが、禁煙を成功させるためには、何か秘訣があるのですか？

よくこの問題が出ると、作家マーク・トゥエインの「禁煙なんて簡単だ。私は今までに何百回も禁煙している」というセリフが引き合いに出されます。

ニコチンの依存性《いぞんせい》は、そんなに簡単にはたばこと縁《えん》を切ってはくれません。「禁煙」には一定の法則はなく、最終的には本人の判断、意志決定《いしけってい》がすべてなのです。しかし、その意志決定に至る道筋《みちすじ》が問題です。長年の悪慣習《あくしゅうかん》にピリオドを打つには、それなりの決心が必要です。

私は、たばこをやめるには「きっかけ」「動機《どうき》」が最も重要であると考えています。何気なくやめた人は、マーク・トゥエインみたいに、またすぐ吸いだしてしまうのが通例です。

禁煙を成功させるためには、何といってもまず「たばこという商品」「喫煙という行為」についての正しい情報を知ることです。多くの日本人は、ただ漠然《ばくぜん》とたばこは身体に悪い、ということはつかんでいます。ところが、真の有害性や、他人への受動喫煙の被害を本当に理解している方は、ほとんどいないでしょう。家庭、学校、社会で何の情報提供もないままに推移しているケースが圧倒的に多いからです。

強いきっかけ、動機があれば、意外に禁煙は成功します。ヘビー・スモーカーでも、何か強烈な動機があれば、ピタリと禁煙できます。これは多くの元ヘビー・スモーカーが語っており、実は私もそのひとりなのですから間違いありません。

ドクター・ストップも効き目があります。医師が真剣に禁煙を勧めれば、ほとんどの人はその指導に従います。また、家族の説得も大きなウエイトを持つ場合があります。とくに有効なのは、幼児が親に、そして孫《まご》がおじいちゃんやおばあちゃんに「たばこやめて長生きしてね」などと語りかけることです。

禁煙を始めたなら、食事は、なるべく肉食を避け、野菜や果物《くだもの》を中心とし、風呂に入ったり、軽いスポーツなどで汗を流すことです。お茶や水はたくさん飲んで下さい。お酒は、しばらく遠慮した方がいいでしょう。コーヒーやカレーなどの刺激物も、なるべく控えた方がベターです。

だいたい三、四日間で、体内のニコチンが排出されます。気分転換を心掛け、吸いたくなったら何か本を読む、ゲームをやる、運動をする、散歩、風呂に入るなどすれば、吸いたい気持がスーと消えるものです。

たばこ七つの大罪・五つの余罪

・この一服　一服ごとにがん育つ
・家族にがん　亭主吸うなら留守がいい
・心臓いじめ　ピルとタッグ
・やめねば治らぬ　胃潰瘍
・肺あらし　息も苦しいこのつらさ
・赤ちゃんヒィヒィ　お腹の中で
・老けとボケ　共に早まる玉手箱

・免疫乱れて　すりよるエイズ
・たばこでガタガタ　肝機能
・吸うからストレス　悪循環
・ニコチンしばりで　死ぬまでお供
・吸えば飛び去る　栄養素

故・平山雄　作

Q52 禁煙のための教室やセミナーはありませんか？

たばこをやめるため、適切な指導を受けられる医療機関や施設があればいいと考えています。必要な情報などを教えて下さい。

禁煙を勧めるための教室は、「五日でタバコがやめられる会」などがあります。現在は、たばこ問題に熱心な医師が「禁煙外来《きんえんがいらい》」を設け、ニコチン・ガムや、ニコチン・パッチ（絆創膏《ばんそうこう》）を使って成果を上げています。

以前「禁煙道場」がありました。愛知県肺癌対策協会《あいちけんはいがんたいさくきょうかい》の通木俊逸《つうきしゅんいち》氏が創り出したもので、〝義理人情禁煙法〟などとも呼ばれています。数人の受講生が、ヨガや集中講義を受け、寝泊りを一緒にすることによって仲間意識を持ってもらい、禁煙にチャレンジするものです。この方法で、多くの人たちが成功を納めています。

「五日でタバコがやめられる会」は、セブンスデー・アドベンチスト教会が力を入れている禁煙講座です。希望者は五日間の講座に通ってもらい、講義や討論を行なってやめてもらうものです。東京衛生病院《とうきょうえいせいびょういん》の林高春《はやしたかはる》名誉院長やエドワード藤本《ふじもと》医師が熱心に取り組んでいます。

ニコチンガム

このガムは、ニコチンを頬の粘膜から吸収する形の薬で、口に入れて数回噛んで、頬の粘膜に押し当てると、数分以内に薬が効いてくる仕組みです。普通のガムと違って、常に噛んでいる商品でないことを先ず注意すべきです。

また、このガムは医師の処方箋のもとに使用することが義務づけられており、保険の適用がありません。

多くの国々で、気軽に薬局で購入でき

最近、ニコチン・ガムやニコチン・パッチ（絆創膏）を使って、医師の処方箋《しょほうせん》のもとに禁煙に挑戦する人が増えてきました。

奈良県の大和高田市立病院《やまとたかだしりつびょういん》の医長・高橋裕子《たかはしゆうこ》氏は、インターネットを利用した「禁煙マラソン」を企画し、そのユニークな取り組みはテレビや新聞、週刊誌でも度々取り上げられ話題となっています。

また、三井記念病院科長《みついきねんびょういんかちょう》の阿部真弓《あべまゆみ》氏は、ニコチン代替医療《だいたいいりょう》で「禁煙外来」に熱心に取り組んでおり、さらに『禁煙指導実践講座《きんえんしどうじっせんこうざ》』を開くなど、マスコミにも度々登場しています。さらに、JR東京総合病院《とうきょうそうごうびょういん》部長の石井周一《いしいしゅういち》医師も、「禁煙外来」で多数のニコチン依存症患者を救っています。その他、日本全国では約二百位の病院で「禁煙外来」「禁煙指導」を実施しており、その数は増える傾向にあります。

これを推進するのには、まず厚生省の方針転換が必要です。早期発見・早期治療の路線ではなく、ライフ・スタイルを中心とした一次予防に重点を置き、住民の啓蒙活動《けいもうかつどう》を進めていくことです。とくにたばこを吸っている人への思い切ったカウンセリングなしには、健康を守るためのいろいろな施策は、達成できるはずがありません。

それにしても、すでに吸っている人たちへの「禁煙」のアプローチは非常に困難な場合が多いのです。WHOが勧告しているように「家庭と小学校からなるべく若い世代のうちに、喫煙の危険性をしっかり教えて、将来的に吸わない選択をしてもらう」ような教育をすることが、最も重要な課題といえます。

るようになっており、日本でもそうすべきだと思いますが、なぜか厚生省は認可を渋っています。

ニコチンパッチ

これは、ニコチンが含まれている絆創膏です。大・中・小の三種類のパッチがあり、それぞれニコチンの量が異なっています。したがって、体重の重い人やヘビースモーカーは大から、そうでない場合は中や小からの開始で充分です。

この場合もガムと同じで、医師の処方箋がなければ使用できず、保険の適用もありません。

禁煙外来を実施している主な病院

地区	病院・診療所名	担当医師	所属	電話	住所
北海道	深川市立総合病院	松崎道幸	内科	0164-22-1101	北海道深川市5条6番10号
	日向クリニック	日向正明	内科	0154-41-5520	釧路市住吉2-3-10
	かもめ歯科	清水央雄	歯科	01634-2-4188	北海道枝幸郡浜頓別町南3条3
東北	あおもり協立病院	石川はじめ	内科	0177-29-3251	青森市大野字前田103-2
	JR仙台病院	山本蒔子	保健管理部	022-266-9671	宮城県仙台市青葉区五橋1-3-1
	たわらや内科	俵谷幸蔵	呼吸器科	018-884-7110	秋田市東通館ノ越8-11
	菅原循環器科呼吸器科内科医院	菅原真砂子	循環器科	0188-45-8820	秋田市寺内堂ノ沢186-2
	東北中央病院	大竹修一	放射線科	023-623-5111	山形市和合町3-2-5
	三條病院	三條典男	産婦人科	0233-22-4053	山形県新庄市大手町5-11
関東	東京都立広尾病院	中村清一	呼吸器科	03-3444-1181	渋谷区恵比寿2-34-10
	三井記念病院	阿部真弓	総合検診センター	03-3862-9111	千代田区神田和泉町1
	東京女子医大病院	阿部真弓	呼吸器センター	03-3353-8111	新宿区河田町8-1
	JR東京総合病院	石井周一	内分泌科	03-3320-2250	渋谷区代々木2-1-3
	東京都立大塚病院	石原通臣	外科	03-3941-5489	豊島区南大塚2-8-1
	下北沢メンタルクリニック	高橋秀雄	心療内科	03-5430-8125	世田谷区代沢2-31-18山渓ハイツ1階
	東京衛生病院	林高春	(名誉院長)	03-3392-6151	杉並区天沼3-17-3
	東京武蔵野病院	泉正樹	内科	03-3956-2136	板橋区小茂根4-11-11
	久我山病院	五島雄一郎	内科	03-3309-1111	世田谷区北烏山2-14-20
	鉄蕉会亀田総合病院	金子教宏	呼吸器内科	0470-92-2211	千葉県鴨川市東町1929
	横須賀共済病院	三浦溥太郎	呼吸器内科	0468-22-2710	横須賀市米が浜通1-16
甲信越	国立療養所西新潟中央病院	土屋峻晶	呼吸器内科	025-265-3171	新潟市真砂1-14-1
	松本協立病院	矢崎顕二	内科	0263-35-5300	松本市巾上9-26
	石和共立病院	加賀美武	内科	055-263-3131	山梨県東八代郡石和町広瀬623
	甲府駅前共立診療所	加賀美武	内科	055-221-1000	甲府市丸の内2-9-28
	大久保内科呼吸器科クリニック	大久保修一		0552-35-2713	甲府市丸の内1-19-18
東海	聖隷健康センター	石田由紀		053-473-5501	静岡県浜松市住吉2-35-8
	白鳥歯科医院	白鳥清人		0545-51-6000	静岡県富士市永田町1-61
	大同病院	吉川公章	呼吸器内科	052-611-6261	名古屋市南区白水町9
	名鉄病院	村手孝直	呼吸器科	052-551-6121	名古屋市西区栄生2-26-11
	岐阜大学医学部付属病院	飯田真美	第2内科	058-265-1241	岐阜市司町40
	本荘内科呼吸器科	服部素子		058-251-2530	岐阜市早苗町1-24
北陸	福井県済生会病院	小林弘明	呼吸器外科	0776-23-1111	福井市和田中町舟橋7-1
近畿	田中医院	田中善紹		075-822-3233	京都市中京句六角通大宮西入
	洛和会音羽病院山科駅前診療所	是方裕子	循環器内科	075-595-9599	京都市山科区安朱南屋敷町35木下物産ビル2階
	近江八幡市民病院	平盛法博	内科	0748-33-3151	滋賀県近江八幡市出町395
	大阪がん予防検診センター	中村正和	調査部	06-6969-0676	大阪市城東区森之宮1-6-107
	日生病院	秋岡壽	第1内科	06-6543-3581	大阪市西区立売堀6-3-8
	大和高田私立病院	高橋裕子	内科	0745-53-2901	奈良県大和高田市礒野北町1-1
	神戸市立中央市民病院	薗潤	胸部外科	078-302-4321	神戸市中央区港島中町4-6
	公立八鹿病院	片山覚	内科	0796-62-3135	兵庫県養父郡八鹿町八鹿1878-1
中国	広島市立安佐市民病院	徳永豊	内科	082-815-5211	広島市安佐北区可部南2-1-1
	中国労災病院	津谷隆史	呼吸器科	0823-72-7171	呉市広多賀谷1-5-1
	川崎医大付属病院	川根博司	呼吸器内科	086-462-1111	岡山県倉敷市松島577
四国	高松赤十字病院	森田純二	外科	0878-31-7101	高松市番町4-1-3
九州沖縄	佐世保市立総合病院	阿部航	内科	0956-24-1515	長崎県佐世保市平瀬町9-3
	長門記念病院	後島陽一郎	内科	0972-24-3000	大分県佐伯市鶴岡町1-11-59
	日本赤十字社熊本健康管理センター	大森久光		096-384-2111	熊本市長嶺南2-1-1
	たかの呼吸器科内科クリニック	高野義久		0965-32-2720	熊本県八代市松崎町147
	村上こどもクリニック	村上直樹		099-248-3711	鹿児島市大竜町7-14トリプレ藤武
	市来歯科	市来英雄		099-226-6254	鹿児島市山之口町5-6
	鹿児島市立病院	植村和代	内科	099-224-2101	鹿児島市加治屋町20-17
	同仁病院	門馬康二	心療内科	098-876-2212	沖縄県浦添市城間2606

出所)『サンデー毎日』2000年4月23日号

Q53 禁煙パイプ、禁煙飴、禁煙茶、禁煙香などの効果はありますか？

新聞や週刊誌の広告で、いろいろな禁煙グッズが紹介されていますが、効き目はあるのでしょうか？ また、成功率などを教えて下さい。

「たばこをやめよう」という強い動機があれば、「禁煙グッズ」もそれなりの効果があり、成功の度合いがだいぶ違ってきます。

「やめたい」という気持のある場合、パイプ、飴、お茶、お香《こう》などがかなり大きなウエイトを持って禁煙を助けることは、都立大学《とりつだいがく》・星日二《ほしたんじ》教授の研究などによって証明されています。星教授は、なにも使用しない人と比べてみると禁煙パイプを用いた人のケースが、成功率が高いことを明らかにしています。

スウェーデンやアメリカ、そして最近では日本でも、禁煙に熱心な医師が「ニコチンガム」「ニコチン・パッチ」を使用して、禁煙を成功させている報告が出ています。これは一定期間、医師の慎重な観察、指導を条件に、国が使用を許可しているもので、禁煙が成功した場合は、このガムの摂取をストップするよう条件が付けられています。使用期間が長すぎたり、使用の量を誤れば副作用を伴うことから、厳しい条件がつけ

禁煙のためのライフスタイル

①野菜中心のあっさりした食事を。（なるべく肉食をしない）。
②水分を充分にとる。冷たい水を飲む。
③食べすぎない。腹八分目を守る。
④食事が終わったらすぐ席を立つ。
⑤しばらくコーヒーは飲まない。
⑥宴会や酒の席を避ける努力を。
⑦酒を飲みすぎない。
⑧規則正しい生活を目指す。
⑨口寂しい時は根昆布をしゃぶる。
⑩ストレスを溜めないようにする。

られているのです。

禁煙飴《あめ》の場合は、やはり糖分の取りすぎというような問題が起こります。また食事が不規則になったりすると、かえって体重が増え、肥満《ひまん》というような問題も考えられますから、飴についても注意が必要です。

禁煙茶は、ウーロン茶などの中国のお茶の中に、たばこが嫌いになる成分が含まれていてやめやすくなる、というようなうたい文句が書いてあるものがありますが、これにも個人差があり、また禁煙への動機の強さなどにも左右されて成功例、失敗例が様々です。

禁煙香《こう》は、「匂いをかいでやめる」という、面白い方法です。中国から輸入した特殊な物質の匂いを利用して、たばこを吸いたくなったらこのビンの蓋を開けて、匂いをかぐというもので、なかなかユニークです。中国での調査や輸入元のテストでは、かなりの成功率を示しており、注目を集めています。

しかし、いろいろな禁煙方法に挑戦しても、最終的な決め手は何といっても本人の「やめる」という固い意志と意識が、成功のカギを握っていることは言うまでもありません。

Q54 「分煙」を進めるにはどうしたらよいのですか？

交通機関や公共の場の「分煙」はかなり進んできましたが、諸外国と比べるとまだまだ日本は遅れていると思います。どうすれば「分煙」が徹底しますか？

たばこの煙に悩んでいる多くの非喫煙者と、やめたいけれどなかなかやめられない多くの喫煙者との当面の共存策は「分煙」です。病院待合室、列車、職場などでの「分煙」を求めて私たちは運動を進めています。

「分煙」は、病院や地下鉄、航空機、一部の自治体や企業などで導入されてきましたが、まだまだ日本のたばこ野放し社会は改善されていません。

銀行や郵便局のロビーでは、ソファーの前にまだ灰皿が置かれており、自由にたばこが吸えます。政府各省庁、民間企業や地方自治体でも、喫煙を規制しているのはほんの一握りの職場で、非喫煙者がガマンしているケースが圧倒的に多いのです。

喫煙規制で最も効果的な方法は、トップ・ダウンで、経営者がこの問題に理解がある場合は、その「ツルの一声」で、禁煙、分煙のルールが確立します。

こじれてなかなか解決が難かしいのは、吸う人と吸わない人が個人的に対立してし

『職場煙害対策・虎の巻』

たばこ問題に取り組んでいる市民グループ「分煙社会をめざす会」（世話人・大越祥敬氏）が九六年に作成したマニュアル・パンフ。たばこの害や職場の現状把握から始まって、人間関係を損なわずに分煙を実現する方法を解説している。職場アンケートのひな型や、労働省が出した「喫煙対策ガイドライン」をはじめ、関連の法律や相談窓口なども紹介している。（八十円切手七枚を同封し、分煙社会をめざす会RS係へ。〒一一五　北区神谷三―二八―一二―二B大越方）

まうことです。内心「やめたい」と思っているスモーカーも、直接正面からズバリと切り込まれると、逆に「やめるもんか」と開き直る場合が多く、もうこうなるとどんなアプローチをしても、効果がありません。

「分煙」を成功させるには、まずアンケート調査で、職場環境や健康問題でさりげなくたばこの問題も聞き、喫煙率や吸っている人でやめたいと思っている人がいるかどうかなどを調べてみることです。すると、意外に多数派と思っていたスモーカーが、実際は少数派ということがわかります。

次に、「たばこ公害」や「たばこ病」について、正確な知識はほとんどないのが実態ですから、広報紙や職場のニュースなどで、きちんと伝えることが大切です。安全管理者や労働組合、職員組合幹部への働きかけも重要です。

要は、あくまでも組織的な対応をめざして努力することであり、個人的な追及は決して問題解決にはならないことをご理解下さい。

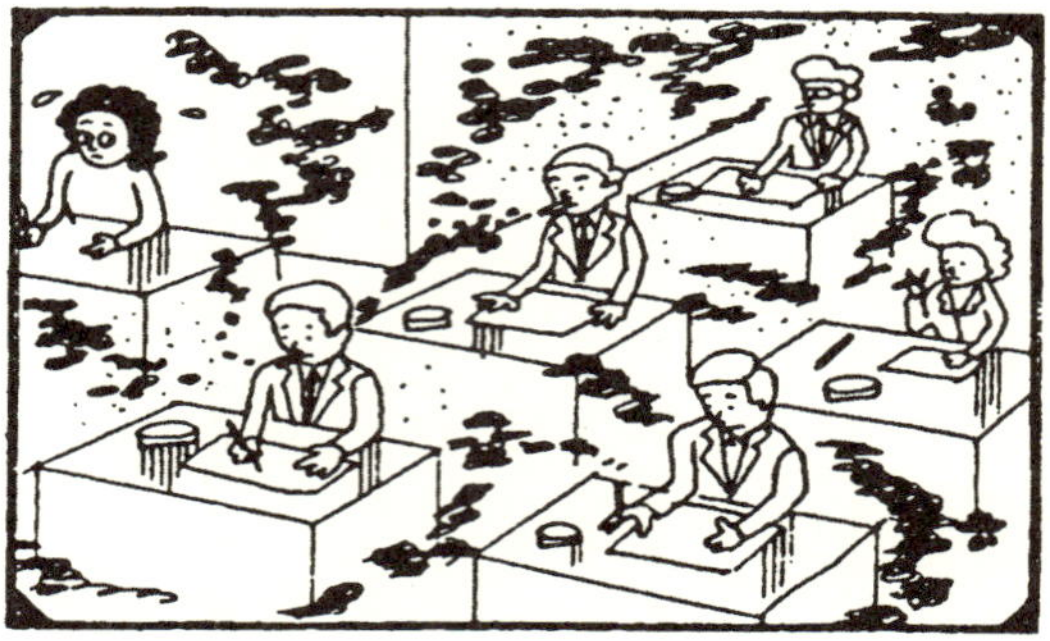

絵＝ふじまき・しずか

表3　世界の主な国々のたばこ規制対策の現状（2000年4月現在）

	広告規制	警告表示	喫煙規制の状況	政府・自治体の姿勢
イギリス	1965年、通信公社総裁の勧告で電波媒体CM全面禁止。	厳しい警告表示あり。	病院、学校、交通機関の規制進む。60％以上の企業が禁煙・分煙。禁煙教育も本格化。	ブレア首相、たばこのイベント禁止を指示。政府が本腰を入れて、熱心な取り組みを展開。
アメリカ	1971年、電波媒体は法律で禁止。現在、クリントン大統領、議会、FDA、EPAなどが先頭にたって、すべてのたばこ広告を禁止する方向で議論が進んでいる。	4種類の警告表示。肺がん、心臓病等、具体的な有害性の表示を法律で決定している。	ほとんどの州で喫煙規制条例を実施。病院、学校、交通機関、職場等の禁煙・分煙化進む。航空機は全面禁煙。自動販売機禁止の州・市増える。たばこ税、国・州とも増税に。クリントン大統領は、ニコチンを麻薬と断定し規制強化。	連邦政府ビルは全面禁煙。厚生省、労働省、教育省、環境保護庁など規制に全力。上下両院も全面禁煙。FDAはニコチンを麻薬のリストに加え厳しい規制を目指す。州政府、国の司法長官は、たばこ会社に「医療費訴訟」を提起。
フランス	1993年1月以降、すべての広告が法律で禁止された。	警告表示あり。	1992年「禁煙法」を施行。「閉ざされた空間」での喫煙を全面的に禁止。	1992年以降、厚生省が中心となって、非常に熱心な取り組みを展開している。
カナダ	1972年、電波媒体から自主撤退。90年以降すべての広告、イベントが法律で禁止。	厳しい警告表示あり。addictiveの警告も。	病院、学校、公共の場所、職場、交通機関等喫煙規制進む。国内線航空機は全面禁煙。国際線にも全席禁煙広がる。	国全体で非常に熱心な規制対策を実施している。トロント、バンクーバーなどでは、飲食店も全面禁煙となった。
オーストラリア	1993年、たばこ広告は法律で全面的に禁止した。	厳しい警告表示あり。	病院、学校、公共の場所、職場、交通機関の規制進む。航空機も全面禁煙。	連邦政府、州政府とも熱心な取り組みを実施している。
ノルウェー	1975年、すべてのたばこ広告を法律で禁止した。	厳しい警告表示あり。	病院、学校、公共の場、職場、交通機関の規制進む。禁煙教育に全力を挙げている。	政府主導で喫煙規制実施。厚生省、労働省、教育省なども、たばこ規制に全力を挙げている。
シンガポール	1970年、すべてのたばこ広告を法律で禁止した。	厳しい警告表示あり。	国全体の規制進む。空調の建物内は禁煙。路上でたばこポイ捨ては約8万円の罰金刑。	政府が先頭にたって禁煙・分煙運動を展開している。
中国	政府の方針で、電波媒体、印刷媒体などほとんど禁止。	吸い過ぎは健康に有害。	「公共の場所禁煙法」可決。1992年7月から実施。	97年8月、北京で第10回世界禁煙会議を開催。熱心な取り組みを開始した。
台湾	政府の方針で、電波媒体、印刷媒体などほとんど禁止。	厳しい警告表示あり。	病院、学校、公共の場、職場、交通機関はほとんど禁煙に。国際線フライトも全席禁煙となった。	1997年3月、衛生署が先頭にたって厳しい「煙害規制法」を決定。97年9月から同法が施行された。
韓国	電波媒体は法律で禁止。	厳しい警告表示あり。	公共の場所、職場、交通機関の規制進む。消費者団体が先頭にたって、禁煙運動展開。	政府の方針で95年9月、新たな「喫煙規制法」を施行。自治体の規制対策も進む。
タイ	政府の方針で、電波媒体、印刷媒体などほとんど禁止。	厳しい警告表示あり。	学校、病院、職場など規制に乗り出している。	政府が先頭にたって、熱心な取り組みを展開している。
日本	98年4月以降、電波媒体の銘柄CM自主規制。但しマナーCM放映中。印刷媒体、駅の看板、電車の中吊り広告や各種イベントは激化の様相を呈している。	「あなたの健康を損なう恐れあり吸いすぎに注意しましょう」と気休め表示。	地下鉄、JR、航空機など交通機関の規制進む。50％以上の民間企業が職場における規制対策を実施しているが手ぬるい。約1000の自治体がポイ捨て禁止条例を施行しているが、ほとんど効果があがっていない。	大蔵省はたばこ事業推進。「たばこ事業法」が最大の障壁となって、根本的な喫煙規制対策に乗り出せず。厚生省、労働省は「分煙対策ガイドライン」を作成したが強制力はなく、規制対策はなかなか進んでいない。自治体の対策も消極的である。

たばこ問題情報センター調べ。

【資料1】たばこと健康に関するWHO神戸国際会議『神戸宣言』(要旨)

一九九九年、神戸で『たばこと健康に関するWHO国際会議』に集った女性と若者のリーダー、NGO代表、政府関係者、学者、保健専門家、科学者は、次のことを深刻に懸念するものである。

一．喫煙の流行は、公衆の健康に仮借ない災禍をもたらす。いかなる社会もその害から逃れることはできない。たばこ会社は、女性と少女に喫煙させるためのキャンペーンを世界的規模で行っている。二〇二五年までに、女性喫煙者の数はほぼ三倍になると予測されている。たばこは、その消費者を死に追いやる製品である。一日あたり一万一千人、年間では四百万人がたばこに関連した疾病が原因で死亡している。喫煙の危険性に対する包括的な解決策を見つけ、女性や少女の喫煙流行に手段を講じることが急務である。

二．科学的な証拠が示した結論は、たばこは死や障害など、生涯にわたる健康問題を引き起こす多数の毒素を含むということである。女性喫煙者が肺がん、脳卒中、肺気腫などの生命にかかわる疾病に蝕まれる危険性が著しく増加している。さらに、たばこと環境たばこ煙(ETS)がもたらす女性特有のリスクとして、妊娠、出産への悪影響や、妊娠中の合併症がある。

三．たばこ関連疾病は、世界規模で罹患率を高め、持続可能な開発と全人類の幸福という目標に反するものである。たばこ使用は、世界経済に対し、年間二千億米ドルの純損失を生み、これらの損失の半分は低所得諸国で発生する。低所得諸国や農山漁村に住む女性や子供に降りかかる人的、社会的、そして経済的なコストは計り知れないものがある。低所得の国々では、経済構造調整政策により経済的苦境がもたらされ、保健や教育の資源が厳しく限られている最中に、多国籍たばこ会社がその触手を伸ばしてきている。

四．多国籍たばこ会社は、隙がなくかつ考え抜かれた戦略を実施し、特に人口の多い発展途上国において、たばこのマーケットを女性や子供たちに広げようとしている。たばこ産業は、たばこをあたかも健康・自由・痩身・現代性といったイメージと関連があるかのように売りつけている。

五．各国政府に課せられた緊急課題は、効果的なたばこ抑制戦略を開発し、貧しい女性や少女を対象としたたばこ抑制プログラムに、十分な資金を割り当てることである。増税やたばこ広告の禁止などの効果的な反たばこ戦略を実施してきた国がある一方、多くの政府は、生産者、輸出者、補助金供与者として未だにたばこ産業との直接の関係を有している。

—《**我々は、次のことを決議するものである**》—

六．たばこ対策のための「枠組み条約」には、あらゆる側面から女性特有の問題と展望を踏まえ、女性の議定書を組み入れることを求める。条約とそれに関する議定書の作成と実施の監視にあたっては、女性の代表とＮＧＯの積極的な参加を求める。条約とその関連議定書の批准については、留保なく、全ての加盟諸国の批准を求める。

七．政府や民間部門に対し、たばこ産業への支援やたばこの輸出を中止させること、また、あらゆるたばこ製品に対し、価格の約三分の二～四分の三の水準まで税率を引き上げるよう、財政政策を再構築することを勧告する。

女性のための雇用機会を拡大し、たばこ生産を転換するプログラムを提供しうる政策を推進する。たばこ歳入の増加分は、たばこ抑制プログラムに充てるとともに、これまでたばこ産業により後援されてきた市民のスポーツ・文化行事に充てる。

八．あらゆるメディアを通しての、たばこ産業による、直接的・間接的な広告・販売促進と後援活動を世界的に禁止することを求める。また、女性解放とたばこの使用を切り離すための反対広告を、どのような文化的背景であっても、確実に女性や少女にメッセージが届くような形で行うための公的資金を投入することを求める。たばこに係る登録ブランド・ロゴ・商標の商用使用や、たばこの自動販売機は世界的に禁止されるべきである。

九．社会における男女平等は、たばこ抑制戦略に不可欠な要素たるべきであり、かつ女性のリーダーシップは成功への必須条件である。

十．異なる文化的背景における女性や少女の多様性と必要性を考慮した、女性に特化した戦略を開発する。この戦略には無煙環境の創出、環境たばこ煙（ＥＴＳ）への曝露の低減、および一般市民への啓発を促し、また、たばこの流行・喫煙開始・たばこ消費を低減させるための効果的な戦略の採用が盛り込まれるべきである。

十一．多面的なアプローチを通じてのたばこ製品に対する戦いに、ＮＧＯ、コミュニティー、宗教団体、メディア、女性や青少年の組織、学会を動員する。

十二．あらゆるレベルの正規教育において、メディアからの情報を見分ける能力を含むたばこ抑制についての健康教育を行うことを要請する。たばこ抑制について、健康づくりの専門家のためのトレーニング・プログラムを開発する。女性の人的資源を開発し、たばこと戦うことのできる能力を向上させるための仕組みとして、女性全体に教育投資を行う。

十三．女性・少女とたばこについての研究や啓発活動に対する公的資金を増額する。そして研究結果を広く一般市民に還元する。

十四．ＷＨＯの地域事務局ならびに加盟諸国の現地事務所において、ＷＨＯ本部のたばこ抑制戦略を確実に展開する。ＷＨＯは世界規模の、特に移行期経済諸国ならびに低所得諸国において、最善策とすべきたばこ抑制情報・ガイドラインを考案し提供する。

十五．女性二〇〇〇年会議：国連総会特別会議において「女性と健康」と「女児」に対するたばこの悪影響と戦うための勧告を盛り込む。同様に、たばこ抑制のための環境対策を「二〇〇二年地球サミット」（国連環境開発会議）の検討・評価に、また、他の関連する国連国際会議のフォローアップ・セッションに組み込む。

【資料2】 WHOとたばこ対策のための枠組み条約

一九九六年五月の世界保健総会（World Health Assembly）において、WHO加盟国はWHO事務局長に対してたばこ対策の枠組みとなる条約の作成に着手する決議案を採択した。グロ・ハルレム・ブルントラント（Gro Harlem Brundtland）事務局長が率いるWHOは、たばこ対策に関する新たな動きを重視、新プロジェクト Tobacco Free Initiative（TFI：たばこのない世界構想）をうちだした。TFIの第一歩がWHO「たばこ対策のための枠組み条約（FCTC）」である。

WHO FCTCは、全世界、特に発展途上国における喫煙習慣の拡大を制限することを目的とした国際的な法的手段となるものである。批准されれば、WHOとしてだけでなく、世界でも初めての協定になる。また、WHOの加盟一九一カ国が、協定立案を話し合うためにWHOで定められた権限を行使するのは初めてのことになる。さらに、これは公衆衛生の問題だけに的を絞った、初めての多国間協定になる。WHO FCTCの作成にあたっては、たばこ使用のもつ依存性や致命的な特質に関する知識に加えて、国際的な法的手段を通してたばこ規制の強化を図りたいとする多くの国々の意向が、その追い風となるであろう。

たばこ対策に関する多国間の合意と行動を推進するにあたっては枠組み条約の議定書による国際的な規制戦略が用いられる。この戦略は、各問題の交渉を個別の合意に分けることによって、さまざまな状況における世界的なコンセンサスを促すものである。

▽加盟国はまず、概括的に記された目標達成のための協力要請と多国間の法的枠組みの基盤を定めた枠組み条約を採択する。

▽枠組み条約で求められている概括的目標を達成するための特定の措置を盛り込んだ個別の議定書に合意する。

枠組み条約の議定書によるアプローチは、これまでにもたとえば「オゾン層保護のためのウィーン条約（Vienna Convention for the Protection of the Ozone Layer)」や「モントリオール議定書（the Montreal Protocol)」のように、他の世界的な問題に取り組むにあたっても用いられてきた。

WHO FCTCの立案と実行は、国内における効果的な国内たばこ対策措置の技術的、財政的資源を動員するだけでなく、国内外での認識を結集させることになり、たばこ使用の抑制に役立つであろう。同条約によって、たばこ製品の世界的なマーケティング・販売促進活動や密輸などの分野で、国境を越えてたばこ対策に取り組むことにより世界的な協力関係も深まるだろう。個別の取り決めの交渉は、それぞれ加盟各国の政治的意志によって異なるが、WHO FCTCの推進作業計画（Accelerated Work Plan）によると、二〇〇三年五月までには同条約が採択される予定である。

『たばこ流行の抑制』（一九九九年十一月世界銀行刊）より

【資料3】たばこに関する世界銀行の方針

一九九一年以来、世界銀行はタバコが健康に有害であるとの認識の下に、たばこに関する方針を掲げてきた。その方針とは五つの主要な部分から構成されている。

第一に、世界銀行の健康分野における活動は、たばこ製品の使用をやめるよう説得するものであり、具体的な活動として本方針の説明や融資などがある。

第二に、葉たばこの生産、加工、販売に対しては、直接的な融資や投資、その保証を行わない。ただし、収入源および外貨収入源として葉たばこに大きく依存している農業国においては、国家の開発に必要となる条件に最大限に応えることで、対処するつもりである。世界銀行はこのような国々がたばこから別の作物栽培へ転作するのを支援しようとしている。

第三に、世界銀行は実行可能な範囲において、葉たばこ生産活動に間接的な融資を行わない。第四に、葉たばこおよび葉たばこ関連加工機械および設備は、世界銀行からの融資を受けた輸入品目に含めることはできない。第五に、葉たばこおよび葉たばこ関連の輸入品は貿易の自由化と関税の軽減に関する合意の適用から除外される。世界銀行の方針は、本報告書で述べた補助金打ち切りの主張と一致するものである。だが、たばこ供給側への措置を強化してきたにもかかわらず、一九九一年から今日まで、目に見える形でたばこ消費量は縮小していない。その間、一四カ国が関わり、総費用一億ドル超をかけた世界銀行のたばこ対策は、主としてヘルス・プロモーションと情報の普及をめざしてきた。価格づけと規制に焦点をあてることは、世界銀行の一九九七年セクター戦略文書によっておおむね支持されている。本報告書は、需要削減の有効な措置として価格に焦点を当てることの重要性を認めるものである。

『たばこ流行の抑制』(一九九九年十一月世界銀行刊)より

・湘南タバコと健康を考える会	古橋脩作	〒252	藤沢市鵠沼桜が岡3-16-14	0466-25-0813
・あしがらタバコと健康を考える会	米山　磐	〒250	小田原市浜町1-14-3 オクツ薬局気付	0465-24-2622
・タバコと健康の会静岡	林　弘文	〒422	静岡市小黒2-7-22打田方	054-283-2575
・日本禁煙友愛会	小島義雄	〒396	伊那市錦町3402	0265-78-3502
・富山（国際）ＮＳクラブ	室谷静雄	〒931	富山市東岩瀬新川町275	0764-38-5738
・タバコ公害をなくし分煙社会をめざす会	小林弘明	〒910	福井市和田中1-715	0776-25-2504
・武生市禁煙友愛会	内田隆三	〒915	武生市府中1-13-7 武生市健康増進課気付	0778-24-2221
・愛知県肺癌対策協会タバコ対策センター	通木俊逸	〒460	名古屋市中区葵2-13-30 SP葵B	052-930-2118
・職場からタバコの害をなくす会	宮崎邦彦	〒453	名古屋市中村区中村町6-78	052-412-9583
・タバコと健康を考える愛知の会	伊藤亮典	〒467	名古屋市瑞穂区姫宮町2-38-2伊藤方	052-851-0107
・たばこ問題を考える岐阜の会	浦田益之	〒500	岐阜市端詰町12 浦田法律事務所内	0582-65-1708
・たばこ問題を考える会和歌山	久保妙子 汐見文隆他	〒640	和歌山市六番丁43ハピネス六番丁ビル中川法律事務所気付	0734-22-1858
・京都・分煙をすすめる会	菅野　拓	〒606	京都市左京区岩倉忠在地町127	075-723-2544
・京都タバコの害を考える会	庄司　洋	〒611	宇治市小倉町西浦8-24	0774-20-1539
・きょうと分煙生活舎	江頭節子	〒613	京都市伏見区淀新町149-25	075-632-5365
・たばこれす	野上浩志	〒540	大阪市中央区玉造1-21-1-702	06-6765-5020
・岡山県禁煙問題協議会	永瀬正巳	〒700	岡山市平田408-1（財）岡山県健康づくり財団	0862-24-3258
・福岡・たばこ問題ネットワーク	岡本茂樹	〒813	福岡市東区舞松原5-27-25	092-661-5520
・九州禁煙協会	川野正七	〒856	大村市木場2-203-1	0957-54-2872
・タバコの害を考える会鹿児島	市来英雄	〒892	鹿児島市山之口町5-6	099-226-6254

【友宜団体・個人】

・日本禁煙推進医師歯科医師連盟	五島雄一郎	〒102	千代田区富士見2-12-2 保健同人ビル	03-3239-1805
・国立公衆衛生院	簑輪真澄 大久保千代次	〒108	港区白金台4-6-1	03-3441-7111
・愛知県がんセンター研究所	富永祐民	〒464	名古屋市千種区鹿子殿1-1	052-764-2988
・大阪がん予防検診センター	中村正和	〒536	大阪市城東区森之宮1-6-107	06-6969-6711
・大阪成人病センター	大島明	〒537	大阪市東成区中道1-3-3	06-6972-1181
・禁煙セラピー	押樋志摩	〒168	杉並区高井戸東3-14-11 B216	03-5316-2425

日本の禁煙・嫌煙・分煙運動団体リスト

団体名	代表者等	住　所	電　話
・非喫煙者を守る会	黒木俊郎	〒060　札幌市中央区大通り西10丁目 大通りビル　黒木法律事務所	011-251-5863
・北海道分煙社会をめざす会	清水央雄	〒098　北海道浜頓別南3条3丁目 かもめ歯科内	01634-2-3844
・未成年者の喫煙問題を考える会（ＡＰＣＳ）	望月吉勝	〒078　旭川市緑が丘東2-1 旭川医大地域保健看護学教室	0166-65-2111
・青森県分煙の会	角金秀祐	〒031　八戸市小中野5-12-25	0178-22-4995
・宮城県タバコを考える会	平尾弘介	〒983　仙台市小田原1-9-40	0222-95-5873
・秋田・たばこ問題を考える会	俵谷幸蔵	〒010　秋田市東通館ノ越8-11 たわらや内科医院	018-884-7112
・健康新潟21・情報ネット	波多野盈	〒959　新潟県水原町若葉町6-4	0250-62-6767
・いばらき・分煙社会をめざす会	殿岡哲雄	〒300　土浦市小岩田東2-9-13	0298-21-5297
・無煙世代を育てる会	平間敬文	〒304　下妻市江2051	0296-43-5100
・タバコ問題研究会埼玉	山口尊実	〒331　浦和市三室683-23	048-875-7457
・川口禁煙教育をすすめる会	佐々木克仁	〒339　岩槻市小溝97-143	048-794-5658
・埼玉タバコと健康を考える会	曽根田幸男	〒330　大宮市東大成町2-235 SDA大宮キリスト教会内	048-665-7028
・タバコ問題を考える会・千葉	中久木一乗	〒273　船橋市前貝塚町301-59 島崎方	047-490-8606
・嫌煙権確立をめざす人びとの会	渡辺文学	〒102　千代田区飯田橋2-1-4 九段セントラルビル203	03-3222-6781
・嫌煙権確立をめざす法律家の会	伊佐山芳郎	〒160　新宿区四谷1-2 伊藤ビル10Ｆ	03-3358-4628
・滅煙倶楽部	鈴木一之	〒113　文京区本郷1-33-3 後楽園キャスティール901	03-3812-1482
・五日でタバコがやめられる会	堤　健二	〒166　杉並区天沼3-17-3 東京衛生病院内	03-3392-6151
・日本キリスト教婦人矯風会	川谷淑子	〒160　新宿区百人町2-23-5	03-3361-0934
・禁煙教育をすすめる会	大木　薫	〒116　荒川区荒川7-9-12-705	03-3801-3265
・喫煙と健康女性会議	仲野暢子	〒151　渋谷区西原1-7-5	03-3485-7014
・分煙社会をめざす会	大越祥敬	〒115　北区神谷3-28-12-2B	03-3901-7131
・日本禁煙協会	宮崎恭一	〒150　渋谷区神宮前1-11-1 Can Do Harajuku	03-3423-2501
・非喫煙者を守る会・東京	牛山　聡	〒113　文京区本郷1-33-3小林方	03-3818-1819
・足立禁煙友の会	山田行男	〒121　足立区竹の塚7-6-11	03-3859-5162
・歩きタバコＮＯ！都民会議	武田侃蔵	〒160　新宿区西新宿7-19-7-201	03-3364-9041
・禁煙タクシー利用者の会	山本政明	〒150　渋谷区恵比寿西1-21-3 グレイス代官山601	03-3496-1961
・禁煙タクシー友の会	安井幸一	〒167　杉並区和田2-47-3	03-3384-6229
・人間性本部	三角正明	〒150　渋谷区松涛2-15-5-401	03-3460-9441

【参考文献】

・『がん謎解きの旅』平山雄著、毎日新聞社
・『流行するタバコ病』平山雄著、健友館
・『タバコはこんなに害になる』平山雄著、健友館
・『これがあなたの健康歩道』平山雄著、福音社
・『生活改善でがんは防げる』平山雄・香川芳子共著、美寿実出版部
・『たばこの害を正しく知る』浅野牧茂著、労働旬報社
・『たばこがやめられる本』斉藤麗子著、女子栄養大学出版部
・『禁煙支援ハンドブック』高橋裕子著、㈱じほう
・『現代たばこ戦争』伊佐山芳郎著、岩波新書
・『これを知ったらもうタバコは吸えない』渡辺文学著、光出版
・『たばこの害とたたかって』渡辺文学著、大日本図書
・『暮しの手帖』（一九八二年七―八月号）、暮しの手帖社

著者略歴

渡辺文学（わたなべ　ぶんがく）

1937年旧満州ハルビン生まれ。1960年早稲田大学文学部卒。70年以降、公害問題研究会に参画。月刊誌『環境破壊』を主宰。幅広く市民運動、自然保護運動などに関わる。78年に誕生した「嫌煙権確立をめざす人びとの会」に参加、80年以降代表世話人を務める。85年「たばこ問題情報センター」を設立、事務局長に。91年以降、平山雄博士に代わり代表となる。月刊『禁煙ジャーナル』編集長。主著に『これを知ったらもうタバコは吸えない』（光出版）、『たばこの害とたたかって』（大日本図書）ほか。

■禁煙ジャーナル

たばこ問題の核心に迫る月刊の専門紙（渡辺文学編集長）。お問い合わせ・購読申込みは、たばこ問題情報センター（〒102-0072 東京都千代田区飯田橋2-1-4 九段セントラルビル203号　☎03-3222-6781　FAX 03-3222-6780　ccn 15860@syd.odn.ne.jp

プロブレムQ＆A

「たばこ病《びょう》」読本《どくほん》　禁煙《きんえん》・分煙《ぶんえん》のすすめ

2000年8月30日　初版第1刷発行　　定価1500円＋税

著　者　渡辺文学©
発行者　高須次郎
発行所　株式会社 緑風出版
〒113-0033 東京都文京区本郷2-17-5 ツイン壱岐坂102
☎03-3812-9420　FAX 03-3812-7262　振替00100-9-30776
E-mail:RXV11533@nifty.ne.jp
http://www.netlaputa.ne.jp/~ryokufu/
装　幀　堀内朝彦
組　版　M企画
印　刷　長野印刷商工
製　本　トキワ製本所
用　紙　木邨紙業　　E3500

Printed in Japan　ISBN4-8461-0007-3　C0336

◎Q&Aシリーズ

プロブレムQ&Aシリーズ
バリアフリー入門
［誰もが暮らしやすい街をつくる］
もりすぐる著

A5判変並製
一六八頁
1600円

街づくりや、交通機関、住まいづくりでよく耳にする「バリアフリー」。誰でも年を取れば日常生活に「バリア」を感じることが多くなる。何がバリアなのか、バリアをなくす＝バリアフリーにはどうすればいいのかを分かり易く解説。

プロブレムQ&Aシリーズ⑮
「障害者」と街で出会ったら
［通りすがりの介助術］
もりすぐる著

A5判変並製
一五八頁
1600円

最近はひとりで街にでかける「障害者」をよく見かけるようになった。けれどもまだまだ彼らにとって街は〝障壁〟が多すぎる。本書は「障害者」が生活しやすいバリアフリーな社会をつくるための知恵と、様々なケースでの介助方法を紹介。

プロブレムQ&Aシリーズ⑧
逮捕・拘禁セキュリティ
［被疑者・被告人・受刑者たちの人権］
佐藤友之著

A5判変並製
一八〇頁頁
1500円

不幸にして「犯人」とされた時、まず私たちに何ができ、何をしなければいけないのか？　職務質問・家宅捜索の対応法、取り調べでの心構えや弁護士選任から、法廷や留置場・拘置所の知識まで、人権擁護のノウハウを満載！

プロブレムQ&Aシリーズ④
「解雇・退職」対策ガイド［改訂版］
［辞めさせられたとき辞めたいとき］
金子雅臣／龍井葉二著

A5判変並製
二三二頁
1900円

平成大不況のもと、増えつづける労使間トラブルのすべてを網羅。会社が倒産した時、解雇された時、配置転換・レイオフ・肩たたきにどう対処したらベストなのか？　労働相談のエキスパートが解決法を完全ガイド！

プロブレムQ&Aシリーズ⑩
ガン〝告知〟から復帰まで
[疑問と不安 完全ケア]
小笠原信之著
A5判変並製
一六四頁
1700円
あなた、あるいは家族がガンと〝告知〟された時、どうすればいいのか。告知・治療・痛みについて、またホスピス、社会復帰・保険と費用、自助・支援組織など、ガン闘病に関する疑問と不安のすべてにQ&Aで応える。

プロブレムQ&Aシリーズ⑦
仲間と始める「会社」プラン
[ワーカーズ・コレクティブ入門]
宇津木朋子著
A5判変並製
二〇〇頁
1800円
同じこころざしの仲間と一緒に事業資金を出し合い、自分たち自身が労働者として働き、かつ経営者として責任を持つ、新しい時代の新しい働き方「ワーカーズ・コレクティブ」。その起業から運営のノウハウ全てを伝授する。

プロブレムQ&Aシリーズ
ハイテク食品は危ない[増補版]
[蝕まれる日本の食卓]
天笠啓祐著
A5判変並製
一四〇頁
1600円
遺伝子組み換えダイズなどの輸入が始まった。またクローン牛、バイオ魚などハイテク技術による食品が食卓に増え続けている。しかし安全性に問題はないのか。最新情報を増補し内容充実。話題の遺伝子組み換え食品問題入門書。

プロブレムQ&Aシリーズ⑭
ここが危ない!アスベスト
[発見・対策・除去のイロハ教えます]
アスベスト根絶ネットワーク著
A5判変並製
一六七頁
1800円
アスベストの危険性は周知の事実だ。しかしどこにあり、どう対処すればいいのだろうか。本書では発見の方法、除去に対する様々な援助制度などを紹介する。実践的アスベスト根絶マニュアル!

プロブレムQ&Aシリーズ③
電磁波はなぜ恐いか[増補改訂版]
[暮らしの中のハイテク公害]
天笠啓祐著
A5判変並製
一八一頁
1700円
電磁波でガンになる!? 家庭や職場、大気中に飛びかう電磁波がトラブルを起こしている。電子レンジ、携帯電話・PHS、OA機器の人体への影響は? 医用機器、AT車などの誤動作との開係は? 最新情報を増補・改訂。